梁照林 · 著

梁照林伤寒论讲稿

梁直英 · 整理

北京科学技术出版社

图书在版编目（CIP）数据

梁照林伤寒论讲稿/梁照林著；梁直英整理. —北京：北京科学技术出版社，2018.5

ISBN 978 - 7 - 5304 - 8881 - 2

Ⅰ. ①梁⋯ Ⅱ. ①梁⋯ ②梁⋯ Ⅲ. ①《伤寒论》- 研究 Ⅳ. ①R222.23

中国版本图书馆 CIP 数据核字（2017）第 038316 号

梁照林伤寒论讲稿

作　　者：梁照林
整　　理：梁直英
策划编辑：章　健　朱会兰
责任编辑：朱会兰
责任校对：贾　荣
责任印制：李　茗
出 版 人：曾庆宇
出版发行：北京科学技术出版社
社　　址：北京西直门南大街 16 号
邮政编码：100035
电话传真：0086 - 10 - 66135495（总编室）
　　　　　0086 - 10 - 66113227（发行部）　0086 - 10 - 66161952（发行部传真）
电子信箱：bjkj@ bjkjpress. com
网　　址：www. bkydw. cn
经　　销：新华书店
印　　刷：三河市国新印装有限公司
开　　本：880mm × 1230mm　1/32
字　　数：127 千字
印　　张：6.875
版　　次：2018 年 5 月第 1 版
印　　次：2018 年 5 月第 1 次印刷
ISBN 978 - 7 - 5304 - 8881 - 2/R · 2257

定　　价：39.00 元

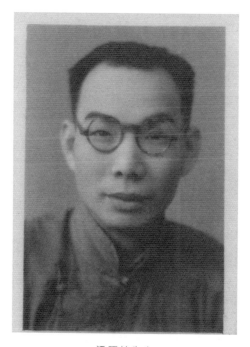

梁照林先生

（1900—1968 年）

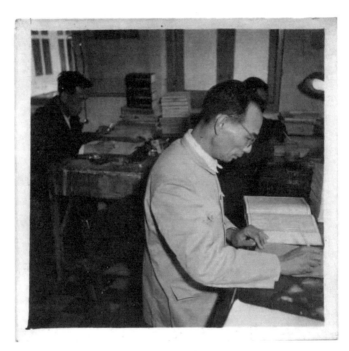

梁照林先生工作照

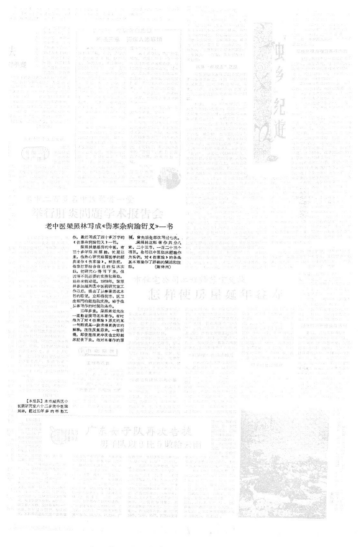

1962 年《羊城晚报》刊载"老中医梁照林写成
《伤寒杂病论衍义》一书"的通讯

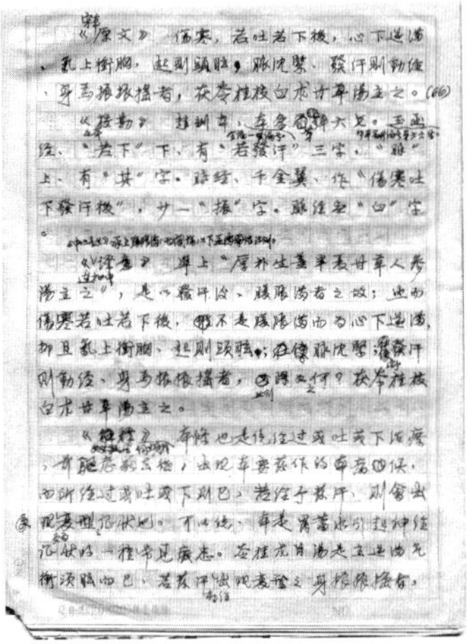

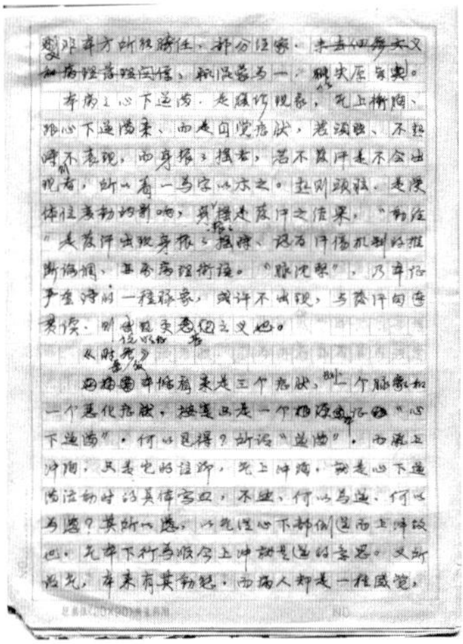

梁照林先生手稿

梁照林小传

梁照林（1900—1968年），广东东莞人。公自少颖慧，曾负笈东莞石龙镇，时有四川名医陈鹤轩在石龙悬壶，拜陈为师，医业日渐精进；后赴广东省垣应考中医师资格，榜列前茅，获该届考生第七名，遂被派往城西方便所（后为广州市第一人民医院）临床实习；实习期满后，在广州悬壶济世。1937年日寇侵华，返乡继续行医。抗日胜利后，公旋即回穗，复业悬壶。中华人民共和国成立后，公任解放南路卫生院首任院长之职，并被选任为广州市卫生工作者协会学术部副主任、广州市西医学习中医班和广州市越秀区中医学徒班老师，讲授中医经典《伤寒论》等，被广州医学院延聘为客座教授（时姚碧澄任院长）。由是，慕名而结交者，仰名而拜师者，接踵而至。公之寓所每日高朋满座，医界翘楚聚首，畅论医典，纵谈案例；后学请益者，更是络绎不绝，公一一详释指导，无分彼此。公尤善治中风瘫痪证，尝论"龙骨牡蛎汤"对瘫疾早期之功效及治疗演变之方法，其真知灼见，群贤拜服。公更善针灸术，在解放南路自家诊所，以针灸为主，辅以中药，治愈"鹤膝风""偏瘫"等疑难病患者多不胜数。公之诊所，因每日接受针灸治疗者众多，常引诸多途人围观。

公精研《伤寒论》，独具卓见，撰述奥意，书名《伤寒杂病论衍义》，四十余万字。数十年来，公每日伏案撰述，风雨无改，寒来暑往，数易其稿，务令精益求精。时越秀区卫生局已对外公布，云著名老中医梁照林之书稿即将刊发，《羊城晚报》亦刊载此一消息。奈何变生他故，耗数十寒暑之心血，竟未能得偿心愿，生前付梓！

书稿整理后，成为现在的《梁照林伤寒论讲稿》。该书揆度医圣张仲景撰述《伤寒论》之思路、文法、铺陈，将大论中章与章、节与节、段与段、句与句之间的内在联系，承前启后，逐一昭示明白。历史上研究《伤寒论》并有著述问世者不下四百家，如本书专论仲景文法者，尚属罕见。

梁杰英

二〇一二年一月

序　一

　　梁师照林，早年任职于广州市越秀区中医研究室，期间兼任中医学徒班《伤寒论》教职，引领我辈踏入仲景之门。先生令闻令望，我辈中医学徒，仰视梁师为泰山北斗。奈吾愚鲁，未得及门，唯宫墙外望。及至月前，师兄直英、焕英将梁师遗稿示我，重沾教泽，捧读之余，每常拍案！

　　伤寒注家，不下四五百，一家有一家之伤寒，一家有一家之仲景。故近贤陈瑞春曰："陈修园的注解是陈修园心中的《伤寒论》，柯韵伯的注疏是柯韵伯对《伤寒论》的理解，这都不能代表张仲景的本意。"章太炎更指出注家"三谬"曰："依据古经，言必有则，而不能合仲景之意"，又曰："才辩自用，颠倒旧编，时亦能解前人之执，而过或甚焉"，又曰："假借运气，附会岁露，以实效之书，变为玄谈。"

　　读梁师此书，未察有此"三谬"。书中处处以临床为依归，强调"侧重仲景现成的揭示及其文义上的精神，切于实用实践，而略于病理的解释"。这种重视脉证方证的观点更贴近仲景原意，贴近临床。这也与我常提倡的"从仲景书探索仲景的辨证用药规律，以仲景解仲景"的"以论解论"观点相同，恐怕是我不觉中受梁师默化的结果吧。

细读是书，便发现梁师并不人云亦云，而是以条文为依据，言其实。例如第80条（赵本96条）把此小柴胡汤证读作"继发证"论，是小柴胡汤证未必就是少阳病也。真知灼见，开卷皆是，兹不枚举。

本书字里行间，知梁师遗作除此之外，尚有《经方微验录》，如能面世，实经方界之大幸也。乐为斯序。

广州市中医学会仲景专业委员会主任委员 黄仕沛
七十二叟
二〇一七年十月

序　二

汉代医圣张仲景所著述的《伤寒论》一书，是祖国医学的经典文献，是中医学理论与实践的科学总结，历经近两千年，这部伟大的医学典籍至今仍为中医的必修课。

先父梁公照林，从医数十载，因医艺精湛，在 20 世纪 50 年代即被选为广州市卫生工作者协会学术部负责人。他对《伤寒论》潜心研究，匠心独运，善用仲景方济世，经其治愈的奇难杂证患者不计其数。在长期的临床实践中，他思辨《伤寒论》《金匮要略》之要义，自成一家。

为此故，20 世纪 50 年代，他被委以广州市西医学习中医班及广州市越秀区中医学徒班之教职，讲授《伤寒论》。其时，照林公已在从事《伤寒杂病论衍义》的写作，书中对《伤寒论》作了详细的演绎，尤其对易致歧义处，条分缕析，阐述个人之见解，同时也引述古人有关精辟论述以作参考。照林公即以此为讲义。全书尤其侧重在《伤寒论》的"读法"方面，另辟蹊径，为历代注家所鲜见。如书中言："本论条文安排，无不以脉证类从为次序。"上下几条条文，往往"脉证类从"，或病机相从，或症状相近，或互相比较，或承前启后。所以数条条文，应作一组来读。如此比对而易知其所以也。即探明仲景写作的思路、用意，正确读懂仲景原文，从而学以致用，把仲景用方遣药的精髓和技巧学到手。这种治仲景学的方法，与运用藏象理论、经络学说去解释方证的方法大相径庭，方向迥异。这就是本书特别之处。所以照林公强调本书"侧重仲景现成的揭示及其文义上的精神，切于实用实践，而略于病理的解释，以免分歧也"。此则所谓"以经解经"，明经义，辨方证，切合实用。

照林公几十年的临床、研究、思索，有许多个人的独到见解。这里略举几例。

1.《伤寒论》与《金匮要略》是张仲景所写的不同的两本书，而不是一本书。

2."太阳病，发热恶寒，热多寒少，脉微弱者，此无阳也，不可发汗，宜桂枝二越婢一汤。"照林公认为"桂枝二越婢一汤"应为"桂枝二真武一汤"。

3."妇人中风，发热恶寒，经水适来，得之七八日，热除而脉迟身凉；胸胁下满，如结胸状，谵语者，此为热入血室也。当刺期门，随其实而取之。"

关于"随其实而取之"，注家多穿凿附会。照林公不但深研《伤寒论》，善用经方，临床还善用针灸，临诊无一天不施针术，常常强调遍身经络诊法，许多医案均有经络诊法记录。例如"期门"如何取穴？照林公说："唯这病的期门穴，移动性很大，盖因病理关系，非同身寸法所能确定，于穴之区域上，随其实而取之，乃中其的。""随其实而取之"，原来是一种取穴方法。对《伤寒论》之条文非深思熟虑，没有多年针灸实践，就不会有如此精辟独到之见解。

4. "太阳病篇"抵当汤者，实为抵掌汤。水蛭别名抵掌，方中有水蛭，故名抵掌汤故也。

5. "厥阴病篇"之提纲证实为"厥阴之为病，厥逆（非'消渴'），气上撞心，心中疼热，饥而不欲食，食则吐逆（非'蛔'），下之利不止"。

以上这些独到见解，书中比比皆是，不胜枚举，读者阅读时自然可以发现。

余不敏，先是学习西医学，毕业后执业西医十年。青少年时代，先父每于夜间为徒生讲授《伤寒论》，我当了多年的"旁听生"，课余亦侍诊于侧，对中医学心有所倾。1978年全国招考首届中医研究生时，我得以考取广州中医学院研究生，毕业后留校，迄今从事中医内科临床与教学工作已逾三十年矣。先父毕生心血所写成的书，因20世纪60年代大环境下的种种原因未能付梓（1962年市卫生局在《羊城晚报》曾刊载通讯，云"老中医梁照林写成《伤寒杂病论衍义》一书"）。

当前，我国医学界学术繁荣，医疗卫生水平大幅度提高，人们养生需求益甚，念及此，余遂将先父历十余年写成之心血之作，整理面世，以期发掘祖国医学之宝藏，造福人民，是为序。

梁直英

二〇一四年八月

前　言

　　"伤寒"本是一个病名，指外感病中比较严重者。古时也把它作为外感病的总代称。由于伤寒的病候十分错综复杂，故称为"伤寒杂病"。"伤寒杂病"，作为一个整体，不宜分割。仲景原书就是讨论伤寒的复杂病候，故曰《伤寒杂病论》，后来简称为《伤寒论》。但有人把伤寒与杂病对立，认为《金匮要略》才是杂病论，谓《金匮要略》包含治疗多种疾病的方药，才合"杂病"字义。其不知《金匮要略》所论各种病候，宜称"诸病"，即原序云"虽未能尽愈诸病"的"诸病"。巢元方之书不曰"《杂病源候论》"，而曰"《诸病源候论》"，可以互证。

　　考实《金匮要略》，原名《金匮玉函要略方》。原来三卷，上卷是节论伤寒，宋·林亿等认为既有伤寒全文，把上卷弃掉，保留中下两卷，仍分作现行本的三卷。假使《金匮玉函要略方》果真为杂病论，不应有伤寒的节要。不知"要略"就是"要略"，所述诸病的疗法非全面而为节要的。总而言之，《金匮玉函要略方》是仲景多种著作的节要总册子而已，不应强冠为"杂病论"也。然这样的称谓，由于误会成是，由来已久，今因要说明《伤寒论》名义关系，连带及之，学者宜参究焉。

"伤寒"一词，古人用义十分广泛，所谓"热病皆伤寒之类""伤寒有五"。仲景恐后学难索其义，因而加缀"杂病"二字而名其书，不啻说明了"伤寒"是广泛外感的括词。由于如此，仲景所以开章明义于太阳病提纲分目之下，承名为中风，相对地订出界线来，"太阳病，或已发热，或未发热，必恶寒，体痛，呕逆，脉阴阳俱紧者，名为伤寒"。要确定伤寒的个病，只此而已。而书内所称"伤寒"，则作外感义也。

本书所论既为广泛性的外感，更有"合病""并病"，其间转属传变，逆候坏病，至为纷纭。盖新旧挟邪，宿疾并发，在所多有；而原发虽罢，继发他疾，更有百般，变化错综，不一而足。所谓病患之杂，无以过此。由于如此，不有头绪，治丝益棼。仲圣天聪，拟订九大类型，为共通性界说，乃能执简驭繁，并订出共通性治疗方药。因而时之冬夏，地之南北，只据病型脉证，异同较量，虚实确别，运而用之，即能把病治好，不必拘于何种外因及什么病原体也。

条文中，间有"表、里、寒、热""虚、实""阴、阳"等字义，这就是后人所称之"八纲"。此外还有"内、外""半表半里"等。三阳三阴病、霍乱、阴阳易和劳复谓之"九型"。"九型"是经，"八纲"是纬。"九型"是立象纳证的辨证法则。"八纲"是治疗方面的评判法则。"九型"是在一切外感病中区分其类型。"八纲"是在一病下判别，而非只此八纲之义，此不可误会也。

一般对本论只云"六经病"，六经云者，迨指三阳三阴之病而已。其实失之半，不知"霍乱""阴阳易"和"劳复"三者，与"太阳病""阳明病""少阳病""太阴病""少阴病""厥阴病"，各别"形式"，应该合称为"九型"。九型，才能包括外感中一切病证形式。否则，知其"六"而遗其"三"，则不得其全面意义焉。

"经络"（亦名经脉），是机体一种微妙系统，通贯脏腑百骸九窍，即无病而不涉及。一切诸病，无分内外，原无不可以经络归纳其病候，原无不可以经络解释其病理，非独三阳三阴病为然。其余三型，可以说亦无不关乎经络。不过人们因"经络"以三阳三阴为名，乃独附会"太阳""少阴"等六病耳。仲圣具有深心于"太阳""少阴"等六病，而不缀以经络字面，示与"霍乱"等三型同例也。

总之，本论所称之"太阳""少阴"病等，可以以"经络"作为病理解释，不等于即经络之名。而病之以三阳三阴为称者，其用意约之如下：三阳三阴，原属象词，今立象纳证，首先示病有阳性阴性，和各有三等，同时示人见某病知有"表里"关系、"标本"关系。若病之变化，可以揆度而不致迷途矣。

再者，原书各一条条文，固有其本身之意义，而同时具有承上启下的内涵，俯仰相承，连环相扣，不宜孤立条义读之，应连贯读之。即使划作篇章节段，亦自气脉相贯。其方法（观点）则才点才撤，才破才立，活泼泼地，如盘走珠。《伤寒论》既为临床实践之宝典，亦极文章之大观，非庸常笔墨所能比拟也。本稿就是本着上述精神以探索《伤寒论》的。

"三阳三阴"中第一个是"太阳"，亦即"九型"中的第一型。

在伤寒杂病中，太阳病大都是最初出现，到若干日或传或不传，始终是太阳范畴的。但病之发，每每参差不纯，恍惚疑似，往往有歧路之感，临诊必须辨别，然辨别之依据，则在脉证上下功夫，故曰"辨太阳病脉证"，辨而后治，故缀曰"并治"，余准此。

"脉"自然是指脉诊，然仲景的脉法是灵活的，最切实用，与后世呆板脉法异。

"证"包括病状，但与症状之症异。症是个别症状，证则是足为治疗证据的症状总和，为用方药之标准，如云少阳证、少阴证、柴胡证是也。

三阳三阴，不仅谓经脉（经络），而且包括气化。过去部分注家，大都以"经脉"为中心作解释原论的根据，而另有说："有经之为病，有气之为病"，这是合乎逻辑的。"气"就是"气化"，气化是取运气的说法，为取类比象以释人体的机体，此种转注式是聪明巧合的。但有人说仲景这本书是脱旧规，不用"经络"学说，只凭"脉证"以辨治，日本汉医某派就是不用经脉学，而纯粹遵从仲景辨证论治云。其实仲景是深会经脉学的，所谓"深入浅出"是深于经脉学也。原序曰："夫天布五行，以运万类；人禀五常，以有五藏；经络府俞，阴阳会通；玄冥幽微，变化难极。自非才高识妙，岂能探其理致哉！"《金匮要略》第一曰"脏腑经络先后病脉证"，又曰"经络受邪入脏腑为内所因也"，又曰"若人能养慎，不令邪风干忤经络，适中经络，未流传脏腑，即医治之。"观此可悟经络与伤寒杂病不能无关。仲景所论亦岂不包容经络哉？不过古人治疗多用针灸，对于经络特为有贴切观念，转到用药物治疗，化而出之而凭此汇通于脉证，正见仲景对祖国医学之大进展也。

脏腑经络为医学的核心，为祖国医学之特点。用现代解剖、生理病理学以解释本论之病证，亦时代之要求，且似较易明易学。但从整体观念则逊矣！本稿则侧重仲景现成的揭示及其文义上的精神，切于实用实践，而略于病理的解释，以免分歧也。

再者，本论以三阳三阴为病的称谓，以浅人视之或不同道的人视之，每每讥之为迷信、虚玄或视为空泛。不知凡一病之成，往往牵连多种机制和系统或组织，例如"脉浮，头项强痛而恶寒"等状，将谓之血循病、神经病、内分泌病抑或某脏器病呢？概言之，可能总关，切言之，却不涉及其实质，而仲景深知此义，象词称之"太阳病"。如果你明了三阳三阴含义之语，才知巧妙之极。

凡　例

1. 赵刻本《伤寒杂病论》原有条文之序号，第 1 条是"太阳之为病，脉浮，头项强痛而恶寒"，末条即第 398 条是"辨阴阳易差后劳复病脉证并治"之"病人脉已解，而日暮微烦，以病新差，人强与谷，脾胃气尚弱，不能消谷，故令微烦，损谷则愈"。先父认为部分条文乃后人注文，误入正文之中，故不予解释，也不排序，所以全书仅列 264 条。为了阅读习惯，整理时还是按赵刻本排序，但说明原著对条文的取舍态度。

2. "辨太阳病脉证并治上"所提及之方，附录各方不再使用汉代之衡量，依今时习用药称为准，仍以整剂分量出之。学者应注意该方剂之服数。如桂枝汤方是一剂分三服，量实情或三服，或二服，或一服，然均以成年人为准。附录剂量充分反映了作者对本论药量之把握。因本书非全面注释，只突出对条文之"点睛"，尤侧重于上下条文之间之连扣意义，所以以后各篇不再附录方剂。

3. 作者原文以随文释义，为方便读者阅读，原文释义部分有所调整，归为注释、【要旨】与【梁按】。其中注释部分多为类证辨析，而非仅文意分析；【要旨】着重突出条文的中心思想及与上下条之间的关系，作点睛之用；【梁按】重点逐条解释各条文。

4. 条文末句的标号（×）为作者重订《伤寒论》条文顺序所编，【×】为赵开美本《伤寒论》的排序。文中注释内容中所述的第×条，均指作者重订标号，即（×）。

5. 赵刻本是公认最佳版本，但也有错、讹之字、词。作者通贯全书，从文理、医理上反复推勘，确认其错、讹者，更正之，这也是本书的特点。例如，赵刻本第237条，"喜忘"更正为"喜妄"，"抵当汤"更正为"抵掌汤"，书中多有此等更正，非有未公之于世之版本，实作者千虑之一得。

目 录

辨太阳病脉证并治上

太阳病绪论

太阳之为病，脉浮[1]，头项强痛[2]而恶寒[3]。（1）【赵本 1】

太阳病，发热，汗出，恶风，脉缓者，名为中风。（2）【赵本 2】

太阳病，或已发热，或未发热，必恶寒，体痛，呕逆，脉阴阳俱紧者，名为伤寒。（3）【赵本 3】

[1] 脉浮："脉浮"，有时非太阳病之诊，在非外感病的"脉浮"，可能是阳气外浮的虚病。"脉浮"与"头项强痛而恶寒"互证，才能为太阳病之诊断依据。综上，有"太阳病"之气势的"脉浮"，才作外感之脉看。

[2] 头项强痛："头项强痛"之类似证诸多，"少阳病""阳明病"有之，"三阴病"有时亦有之，其他因素亦有类似的，必须以"脉浮"决之。如果与"恶寒"共见，则是更为有力之佐证。

[3] 恶寒："恶寒"一候，为伤寒杂病中辨证重点之一，特别在太阳病中为然。有"恶寒"的，当然可能是太阳病，但太阳病中也有"不恶寒"的，如原文第6条"温病"是也。但要知"不恶寒"而"反恶热"，才能确定非太阳而属阳明。"恶寒"与"发热"并见，是太阳；若"恶寒"与"发热"往来呈现，便属于少阳了。"恶寒"包括"恶风"，所以非恶寒而恶风，也属同范畴。反之，脉不浮而"沉"的"恶寒"，大都属"少阴病"。且证有"微寒"与"渐恶寒"的参差，故特着一"而"字作转语，以示其意义重要也。

【要旨】第1条是太阳病脉证的提纲。第2、3条是子目，相对的一虚一实，为太阳病脉证两个类型。第2条在说"名为中风"，第3条即论"名为伤寒"。是为相对性的两个子目，乃太阳病病机由两种外因素而各别其脉证也。此三条应作一组读，孤立读之，则丧失意义了。

【梁按】第1条不揭外因，可说为太阳机转对病反应的总脉证也。以恶寒为重点，可以说"恶寒"为太阳病的代表性症。"恶寒"不一定属太阳病，亦可能是阴病。"头项强痛"而见"恶寒"，才可以认为是太阳病范畴。然"头项强痛"有时也不一定为太阳病，必须在"脉浮"见之，乃可作为决定的诊断。故曰："太阳之为病，脉浮，头项强痛而恶寒。""脉浮""头项强痛""恶寒"三者总和，才为太阳病的铁案，才为太阳病的标准，才为太阳病的基本脉证，故本条被后人称为"太阳病"之纲领。凡下文曰"太阳病"者，虽或有时不尽括此条脉证，也必以本条脉证的有关重点为重心。否则，若有参差，及不具备此三候，疑疑似似，可是可非，正以其如此，所以下文波澜曲折，同中异，异中同，俯仰相承，连环相扣，极尽辨证之能事。

然恶寒有等差，次条即跟着辩论。前条论恶寒，第2条即论恶风，恶风即恶寒之次。

第2条"发热，汗出"，当难确定为太阳中风，必须结合"脉缓"，才能肯定为太阳中风。设"发热，汗出"，反恶热，脉又洪大，这是阳明病了。同是"发热，汗出"，太阳中风与阳明的脉象不同，这是鉴别条件。

已发热之恶寒，或可判为太阳病，犹未决其为太阳伤寒；若为未发热之恶寒，固难决其为太阳伤寒，即太阳病尤为未必，为什么呢？盖"无热恶寒发于阴也"。要结合有"体痛，呕逆，脉阴阳俱紧者"，才能肯定为太阳伤寒，特别是"脉阴阳俱紧者"，为太阳伤寒与阴病恶寒之辨别条件。

第2、3条中"名为中风""名为伤寒"两型，包括很广的外感病证。换而言之，这两型是很多外感病证基本证候之共通性脉证，特别是普通感冒、流行性感冒和恶性感冒，不可误会为局限指某一种外感传染病也。

第2、3条有分承与递承两个读法。首条虽揭示太阳病脉证之总纲领，却有两歧：一名为"中风"，一名为"伤寒"。第2、3条不提"脉浮，头项强痛而恶寒"，是两者之同，余则相异。"中风"是一定发热，"伤寒"是不一定先发热，这是不同。"中风"是恶风，"伤寒"是必恶寒，这又不同。"中风"的脉缓，"伤寒"的脉阴阳俱紧，这又不同。前者名为"中风"，后者名为"伤寒"，示病因之不同。总纲有一源两派、一本两歧之义，故可说第2、3条是子目，亦即太阳病之分纲，这是分承的说法。

首条总括太阳病之脉证，其中指出"而恶寒"。奈非"恶寒"却是如第2条所说"发热，汗出，恶风"，这将如何呢？这是递进一层的说法，指出在脉浮之下有缓象者，名为中风。"太阳病，或已发热，或未发热，必恶寒"，由于"必恶寒"而连带"体痛，呕逆"，又将如何？其中"必"字则为反承第2条，这是递进一层的说法，接着指出在脉浮之下"脉阴阳俱紧者，名为伤寒"了。这不啻特为流传所称之"伤寒"作定义，亦点出"伤寒"与"中风"的界说，这是递承的读法。

伤寒一日，太阳受之，脉若静者，为不传[1]；颇欲吐，若躁烦，脉数急者，为传也。(4)【赵本4】

伤寒二三日，阳明、少阳证不见者，为不传也。（5）
【赵本5】

［1］传：言病理机转，由"这个"到"那个"之义。传，舍也，驿站也。如太阳传少阴为标本之传；太阳传阳明，谓之表里之传。

【要旨】病有传有不传，而传有"标本"之传、"表里"之传。第4条是讲形势未显明，从脉来推断其标本之传与否；第5条是言病已二三日，形势可定，从证之具体分析，有无表里相传之决断。

【梁按】第4、5两条跟随《素问·热论》的观点而又结合临床：一日太阳，二日阳明，三日少阳，实不能以日数次序为限，应以脉证为准则，才具实践意义。第5条举伤寒为例以概其余。不传谓病势稳定于太阳，传为太阳之发展和转变。

太阳病，发热而渴，不恶寒者，为温病。（6）【赵本6】
若发汗已，身灼热者，名风温。风温为病，脉阴阳俱浮，自汗出，身重，多眠睡，鼻息必鼾，语言难出。若被下者，小便不利，直视失溲，若被火者，微发黄色，剧则如惊痫，时瘛疭，若火熏之[1]。一逆尚引日，再逆促命期。（7）【赵本6】

［1］若火熏之：应理解为"若火熏之色"，是"若被

火者"之后果。

【重订】赵刻本中这是一整条，余以为应分作两条读。

【要旨】第 6 条论太阳中风伤寒而外，别有温病、风温，张仲景示人须有所鉴别。勿用汗下及火法治之，提出警惕语。第 7 条中心要旨在于承袭前条，以证见阳明少阳为传为不传，今以证类传非传。而类传非传仍分两种：一是原发证的似传非传，一是误治增剧之类传非传。

【梁按】第 6 条论病本太阳，而证类阳明，非为传，盖为温病也。既非为传，仍属太阳范畴，故首冠太阳病。本条为温病之常。中风、伤寒以外因为主，温病以内因为主，故不曰热而曰温也。温乃六淫之外病词，示非外因之热病，故曰温病。第 7 条近时所谓脑性感染之脑炎、脑膜炎之类，近似所谓风温。近人妄指本病作为其心目中所谓"风热"作根据，谬甚！病错治则剧。类传非传，揭之示人鉴别开来，勿混，以促命期也。至若所谓风温，现云急性脑膜炎或脑炎近似之，余经验用竹叶石膏汤加羚羊角、菊花、钩藤、龙胆草，或兼熊胆、紫雪丹；或用《备急千金要方·小儿门》龙胆汤（龙胆草、钩藤、葛根、白芍、柴胡、黄芩、甘草、蜣螂虫）；或风引汤（紫石煮散）可见奇功。

病有发热恶寒者，发于阳也；无热恶寒者，发于阴也。发于阳[1]，七日愈；发于阴[1]，六日愈。以阳数七，阴数

六故也。(8)【赵本7】

太阳病，头痛至七日以上自愈[2]者，以行其经尽故也。若欲作再经[3]者，针足阳明，使经不传则愈。(9)【赵本8】

[1] 发于阳、发于阴：此处之阳与阴，作阳性体质、阴性体质解。阳性体质犹言兴奋型体质，阴性体质犹言抑制型体质。表现为兴奋型者为病"发于阳"，表现为抑制型者为病"发于阴"。无论"发于阳"或"发于阴"，要六七天才能愈。盖六七天抗病力才能充沛以克制病邪也。

[2] 自愈：是一种自然疗能。前条只曰"愈"，对看，可知前条之谓"愈"，只是抗病力到六七日才充沛，助以药物治疗，才能克奏成功，言外之意，谓虽药治恰当，也难压缩日期。而很多病也有一定"愈程"，不独此为然。合下文"十二日愈"，可理解"小伤风七日，大伤风十二日"的俗谚，不为无据。总下文四条，正合《内经》"时不可违，化不可代"的说法。

[3] 再经：乃病邪再侵害另一经之谓，针足阳明使经不传则愈，说明了足太阳能传足阳明也，针之能使经脉通畅无阻，抗病力充沛，能消除未然也。太阳传阳明，可说明三阳之次序，然太阳经传之阳明其理乃知，所谓"经络府俞，玄冥幽微，变化难极，自非才高识妙，岂能探其理致哉"。

【要旨】第6条言温病之病机由于内因不藏精；第7条言病之属脑性感染，属实质损害，稍误则逆，不易治疗；第8条似是另起头绪，部分注家移此条作全论之冠首，不知此亦是承袭前两条，言病有关于体质（功能性）的计日可愈；第9条则言病关经络的，计日可以自愈，以是观之，病机不一也。

【梁按】第8条述病发有关于阳性体质、阴性体质而出现不同症状。抗力从产生而至充盛，须六至七日，乘抗力充足时治疗，才能顺利，一鼓荡平，盖病大都有一定过程也。

第9条说证有关经脉行度，经脉壅滞而证见，经七日以上行其经尽而头痛自愈，以其所传作再经则头痛复作，针其所传之经使之不传，即愈。总言之，由经脉壅滞而头痛，经脉行通而痛自愈，再经则为阳明头痛，预刺其所顺传之阳明则愈。一方面可以证关经脉，另一方面可以说明经传次序，此亦自然疗能之一也。

病属功能性的可计日而愈，实质损害之脑性感染如风温病，则无计日可愈之指标，临诊所当鉴别之。

太阳病，欲解[1]时，从巳至未上。（10）【赵本9】
风家[2]，表解而不了了者，十二日愈。（11）【赵本10】

[1] 欲解：是对病的总和机转言，而"欲解"不等于"解"。只谓病机受压而欲解放耳，犹言病机在酝酿做斗争

也。当这个时辰以观病者，如病果当在加剧进行中，此时其态多必反甚；如果病机"欲解"，此时应有一番振作形态，气势轻松也，即脉本浮数、浮紧，此段时间内脉象相对减缓；"头项强痛"此时亦较轻松些；"发热恶寒"此时亦轻其发，少其恶矣。可说是太阳病的一种诊断法，治疗时宜利用这段"欲解"时间或用药或用针。其中心意义是说明太阳病病理机制与时间的关系。

[2] 风家：犹言宿有风性疾患的一类人，如风湿、风眩一类是也。凡慢性风性病的一类病人，大抵体质是今时所谓过敏性体质或神经官能症疾患。此类病者，患了外感，表证虽然解除，仍"不了了"。"不了了"，犹言不清楚，或精神或肢体上总不清爽之谓，要经过十二日才能完全恢复正常状态。

【要旨】前文论病关体质，须六七日，抗力盛而病易治愈。证关经脉须七日以上，经气通而自愈。第10条则揭示总的病机——一日过程中抗力总有其反抗而欲突围的活动高潮时辰。太阳病从"巳至未上"，为"欲解时"也（大约十时至十五时）。一方面可解释为由于特别体质关系，所以虽表解而不了了。另一方面，可解释为机体对疾病抵抗过程，多少都有破坏，而修补过程，需要12天，机体才能恢复正常。第11条属诊断和处理的问题，示人对此"表解而不了了"的情况，勿误会尚有什么病毒，妄投药石，不过由于体质关系，须等待12天，机体才会恢复，因此，只可静养也。

小 结

总上共十一条，划作一大组，可作为太阳病绪论读也。

第1条，揭示太阳病脉证提纲。

第2、3条，揭示太阳病病机的两种外因所呈现的不同脉证，即作脉证提纲的子目，或云分纲。一名为中风，一名为风寒。

第4、5条，揭示太阳病有传与不传，传则有标本和表里不同的机转。

第6、7条，揭示太阳病中类传与非传的病机：①体质关系，内因为主的温病；②脑性感染，误治后增剧变逆的风温。

第8、9条，揭示阳性体质、阴性体质及抗病力充沛者，患病的愈期，和太阳病中证有关经脉行度的自愈功能。

第10、11条，揭示太阳病"欲解时"的时辰，以及有关过敏性体质或神经官能症疾患者，表证虽解但功能的恢复尚需时日的规律。

桂枝汤证

病人身大热，反欲得衣者，热在皮肤，寒在骨髓也。

身大寒，反不欲近衣者，寒在皮肤，热在骨髓也。（12）
【赵本11】

【要旨】本条先揭内伤性寒热，以比对第13条外因性太阳中风和功能上阴阳两面机转失调之"阳浮而阴弱"的病变。示人在临诊伤寒杂病时不致内伤与外感辨别不清，混淆功能与实质。第13条提出治疗方药，第12条既不揭愈期，又不示方药，盖其目的不在详论皮肤骨髓之交叉寒热病，而在前后两条鉴别，乃承上启下而已。

【梁按】"病人身大热，反欲得衣"等语，是病人自己不觉有热，而是他人触知而得，异乎自觉性的"翕翕发热"。此临床所应鉴别也。有人解释为"表热里寒"或"表寒里热"，误也。盖表里之寒热，是属功能性病变，今明明言"热在皮肤，寒在骨髓"和"寒在皮肤，热在骨髓"，骨髓及实质组织，即指病邪窃踞实质组织而造成的反射矛盾也。总言之，此寒热交叉在于皮肤骨髓，相对的是内伤性实质病变，与外因性之太阳中风、功能性之"阳浮阴弱"相映叙述，提示医者在临诊伤寒杂病之太阳病，应先认识、排除内伤性实质损害之寒热，不得混淆。

此条是附加者心意，用意诚佳，奈何语言不彻，徒乱文意。本论下文亦有多条是后人附加，不一一申明判别理由。

太阳中风，阳浮而阴弱。阳浮者，热自发；阴弱者，

汗自出。啬啬恶寒，淅淅恶风，翕翕发热，鼻鸣干呕者，桂枝汤主之。(13)【赵本 12】

太阳病，头痛，发热，汗出，恶风，桂枝汤主之。(14)【赵本 13】

【要旨】第 13 条揭示外因所致的太阳中风的病机为"阳浮而阴弱"。阳浮阴弱的象征，就是"热自发""汗自出"也。桂枝汤就是阳浮阴弱的主方。而阳浮阴弱的病机有时侧重于体温调节失常而兼见上呼吸道的"鼻鸣干呕"，如第 13 条是也；有时侧重于头部充血的"头痛"，如第 14 条是也。

【梁按】仲景妙法才点才撒，才破才立，整论均作如是观。仲景恐人泥守第 13 条，认为必具备如此寒热，鼻鸣干呕才用桂枝汤，于是即接以第 14 条，示人病机同，证有侧重某部时，同样适用桂枝汤也。第 13 条是桂枝汤证之典型，第 14 条是桂枝汤证的正型。易以西医解释，前者近似急性鼻炎，为感冒常见症；后者属充血性头痛，亦为感冒中多见。

太阳病，项背强几几[1]，反汗出恶风者，桂枝加葛根汤主之。(15)【赵本 14】

太阳病，下之后，其气[2]上冲者，可与桂枝汤。方用前法。若不上冲者，不得与之。(16)【赵本 15】

［1］项背强几几：一般为津液不足以濡养背肌，却有汗出，故曰"反"也。"项背强几几"，陈修园解为"经枢病"，今谓"项背肌痉挛"，时人每作"失枕"或"扭颈"看。按压之肩胛骨内侧必拘急有压痛。恒见患者失治、误治，久久不得愈，甚至发展类似"腰痛"，经年不愈。

［2］其气：有二说。其一指太阳之气。下之，太阳之气不消沉，却上冲之谓。上冲亦必外浮，即桂枝汤证之所涵。其二说，"其气上冲"即是"头痛"云。

然本条"下之后"三字，可以反映出所谓"其气上冲"所指症状。此互文见义笔法。盖所谓"其气"，本是采用下法的目的证。原欲下去"其气"，不期不但不去，"其气"反而上冲。由于有上冲，就是有反应力，才是桂枝汤的适应证。否则其气虽下之不动，没有上冲的反应者，知其气非桂枝汤所能为主，故不得与之。

"其气"是下之的目标，是即腹中"痞满"之类，俗谓"一肚气"，亦即肠道胀气之类。由于下药激动，造成无形而有感觉的一股气状向上冲动。观桂枝加桂汤所主之奔豚气，"气从少腹上冲心"，可以互证。不过桂枝不加量之桂枝汤原方所治之证比较轻微，不若"加桂"之集中而显耳。尝见患者主诉谓有气从前面上冲，但不能实指气之所起，只感有一股气状上冲胸咽而已。甚者，患者头面自感有自下而上的阵发性燠热。旁观者亦可见患者面部红一阵，不久转白，旋又潮红，这也是"气上冲"之类。仲景深知此类症状有轻有重，有显明有不显明的，用"其气上冲"以概之。其病理至今少有发挥，勉强一说，可能是腹部或肠间血管或神经痉挛。

【要旨】前文第13、14、15三条所论乃太阳病原发证，第16条后乃论继发证。而继发证，桂枝汤有"可与"，有"不得与"，有"不中与"和"不可与"之分。今太阳病，下之后云者，一方面示无里证也，另一方面示由下药激动消化道，悠然而激动其气也。

【梁按】第15条，仲景复恐医家泥守前式，不知随证化裁，乃举桂枝"聘贤自助"的方式。盖虽同阳浮阴弱，而夹杂项背肌肉拘急，非桂枝汤之力所能逮，是因不能本标兼顾，葛根最为恰当，乃增入之，才丝丝入扣，算无遗策也。但又恐人以为增一证即需加味，乃举第16条以示其意，曰"可与桂枝汤。方用前法"，即不用加杂他药也。

以上桂枝汤所主第一个证"鼻鸣干呕"（似于今之急性鼻炎），寒热症状很具备；第二个证"头痛"（似于今之充血性头痛），当然伴有发热、汗出、恶风等证；第三个证"项背强几几"（项背肌肉拘急），只伴有汗出、恶风，不必以发热为必具证；若第四个证"其气上冲"（似于今之腹部或肠间血管或神经痉挛），则连"汗出"也不必具了。

【验案举隅】

1960年，黄某（原某电筒厂厂长）因患腰痛就诊，经某院X线检查，诊断为"腰椎肥大"。诉腰背板硬，转动不得已数年。来余寓求诊，诊得不仅腰椎压痛，其胸椎、背肌亦拘急压痛明显。其人体格甚壮，脉如平，拟桂枝加葛根汤为基本方，出入加减，并予针灸，间歇治疗，经半年许痊愈。

1968年6月在解放南卫生院门诊，某工程队工人主诉腰痛多年，百医无效，诊之痛点主要在背部之夹脊，时而波及腰肌，无寒热，脉稍浮弱，予桂枝加葛根汤，再加独活、川断、小茴香、附子。两服已愈其八九，叹为奇迹。乃介绍其工友来诊，其证同，亦患病多年，久医无功，乃如法与之，数服即瘥。其余以"失枕"或"扭颈"以本汤治愈者甚多，不胜枚举。

太阳病三日，已发汗，若吐，若下，若温针，仍不解者，此为坏病[1]，桂枝不中与之也。观其脉证，知犯何逆，随证治之。（17）【赵本16】

桂枝[2]本为解肌[3]，若其人脉浮紧，发热汗不出者，不可与之也。常须识[4]此，勿令误也。（18）【赵本16】

[1] 坏病：非指败坏不救之病。乃太阳坏病，即太阳病病机遭到破坏而症有特异也。

[2] 桂枝：指桂枝汤，非凡有桂枝配剂之谓。

[3] 解肌：原属发汗中的一种，区别不必过泥。

[4] 识：读若"志"。

【**重订**】本条宜分作两条，从"桂枝本为解肌"起分作另一条。

【**梁按**】桂枝汤虽为太阳病的主方，但有其一定的适应范围。非尽太阳所有之病得而统之，概如上述。然使太阳病理机制之常序遭到不适当治疗而破坏的话，桂枝无能为力矣。即如第17条"太阳病三日，已发汗，或吐，或下，或温针"，不管哪一样，仍不解者，为什么？此为坏病。桂枝不中与之也。太阳病一般病机被破坏的话，有多般多样，临诊施治，要观其当前的脉证，则可知犯了何种逆势，然后随证治之。

第18条，坏病之不中与桂枝汤，只无效而已，可能没有特殊的变化。此外还要知道桂枝汤有相反的一面。要知桂枝汤本为解肌而用，其主证是："阳浮阴弱，热自发，汗自出。"若"其人脉浮紧，发热汗不出者"，其形势就相反了，桂枝不可与之也。临诊运用桂枝汤，常须注意其病机，勿令误也。"不中与之"只是不中用，但不致恶化；"不可与之"，殆误用则有增剧恶化之险，故叮咛告诫也。

若酒客病，不可与桂枝汤，得之则呕，以酒客不喜甘故也。【赵本17】

喘家作桂枝汤，加厚朴杏子佳。【赵本18】

凡服桂枝汤吐者，其后必吐脓血也。【赵本19】

【梁按】以上三条，是后人附加，意图补充本论，略之可也。

小 结

第12～18条，共七条，从正面、侧面概括桂枝汤适应证与禁忌证，第17、18条不啻为一小结束。

第16条"不得与之"只是桂枝汤证之机转已不存在，不得其目标与之。

第17条"不中与之"是桂枝汤证之机转常规已坏，不中用耳，犹非绝对禁用。

若病属桂枝汤证之反面，如第18条所示，"脉浮紧，发热汗不出者"，则当禁用矣。此脉证非大青龙汤证即为麻黄汤证，与桂枝汤所主之"脉浮缓汗自出"成一反面。

太阳病，发汗，遂漏[1]不止，其人恶风，小便难[2]，四肢微急，难以屈伸[3]者，桂枝加附子汤主之。（19）【赵本20】

太阳病，下之后[4]，脉促胸满[5]者，桂枝去芍药汤主之。若微（恶）寒[6]者，桂枝去芍药加附子汤主之。（20）【赵本21、22】

[1] 漏：谓铜壶滴漏，借以形容汗出点滴，连绵不断，

但非大汗淋漓之比。漏汗证，愚以为是泌汗装置虚性亢奋。

[2] 小便难：排尿无力之感，非小便不利、闭涩之比。

[3] 四肢微急，难以屈伸：肘膝关节有轻度拘急感，非痉挛、瘛疭之比。仅仅难以屈伸，非功能障碍之不能屈伸也。

[4] 下之后：是说下非即变，乃下之过后机体因而悠然而起变证。

[5] 脉促胸满：促脉与洪大相若而非，乃反映心的搏动幅度扩大，因而形成胸满，满非实质胀满，通"懑"。"胸满"是内部血管松弛和相对的外围血络收缩。

[6] 微寒：如俗谓"阴阴冻"，与"微恶寒"不同。

【重订】赵本第21、22条宜合为一条，即本文第20条。

【要旨】以上所论述，不啻就是所谓"坏病"。第19条言发汗之即变；第20条是下之后悠然而变。

【梁按】太阳病发汗，是一般常法。奈何有体质关系，给他发汗，不待若干时间，汗出跟着如漏一样不止。汗不止，病有多般，视其伴发症如何而治之。今其人恶风，小便难，四肢微急，难以屈伸者，不用其他，只桂枝加附子汤主之。

然有不即变的，例如太阳病，下之，当时没有什么，下之后，却见脉促胸满者，这时不仅不用加味，宜以退为进，桂枝去芍药汤主之；若同时并见微寒者，又当桂枝去芍药加附子汤主之。

本两方加减意义：桂枝汤加一味（附子），固异于原方功能；去一味（芍药），亦异于原方功能。去一味（芍药）加一味（附子），又与仅去一味（芍药），或仅加一味（附子），又不同其功。可见仲景示人对方药加减不可不入微。而方之效能，非仅关乎一味，主因在配伍之总和。然后起到某种作用，以达到治疗功效。诸方之加减化裁，均作如是观。

太阳病，得之八九日，如疟状[1]，发热恶寒，热多寒少，其人不呕，清便[2]欲自可，一日二三度发。脉微缓者，为欲愈也；脉微而恶寒者，此阴阳[3]俱虚，不可更发汗、更下、更吐也；面色反有热色者，未欲解也，以其不能得小汗出，身必痒，宜桂枝麻黄各半汤。（21）【赵本23】

太阳病，初[4]服桂枝汤，反烦不解[5]者，先刺风池、风府，却与桂枝汤则愈。（22）【赵本24】

［1］如疟状：如疟状之证，病属表气欲开而闭，欲闭而开，即开阖失于平衡之故。

［2］清便：清通"圊"，厕所也。清便，尤云大便。

［3］阴阳：此处指整体功能，包括气血津液。

［4］初：有两义，病初起即用桂枝汤，以及所服用桂枝汤的第一付。

［5］反烦不解：不应有而有谓之"反"。"烦"，心中

似热非热、有无可奈何之状，所谓麻烦、烦闷是也。"反烦不解"，从经络说，病属阳维病，愚以为有关神经质，容易兴奋故也；患者百计也不能使这种烦闷消失，谓之烦不解。

【要旨】第21条是说不关药误，只因病循多日而失治，也出现变证；第22条是说初起即治，非药误，也有变证的。

【梁按】第21条，太阳病得之八九日，变出如疟状。疟状为"发热恶寒，热多寒少"。假使真为疟疾，每伴有呕逆，大便失调，隔日一发。今其人不呕，清便自可，一日二三度发，故可知非真疟疾。然而，此种病候每有多歧，使脉微缓者，为欲愈也；脉微而恶寒者，此阴阳俱虚，不管日前有无治疗，如何治疗，今则不可更发汗、更下、更吐也！唯其面色反有热色者，又非欲愈之比，可决其未欲解也。追溯其因，以多日来，不得小汗出，身必作痒，是又不同阴阳俱虚之例，宜桂枝麻黄各半汤。

第22条，前例之变，由于多日失汗所致，然亦有不然者，例如太阳病起病之初，即服桂枝汤，犹未尽剂，不期反烦不解，人多疑为药误，不知先刺风池、风府，却与桂枝汤则愈。

服桂枝汤，大汗出，脉洪大者，与桂枝汤，如前法。若形似疟，一日再发者，汗出必解，宜桂枝二麻黄一汤。（23）【赵本25】

服桂枝汤，大汗出后，大烦渴不解，脉洪大者，白虎加人参汤主之。（24）【赵本26】

【要旨】 此两条是说病虽不杂，药非不对，但由于药力不到，也会出现似变证。及药虽对证，原发虽愈，却会转变别证的。

【梁按】 桂枝汤证服桂枝汤，正常反应应是微微汗出，浮缓或浮弱之脉渐复。今大汗出，脉洪大者，似变非变。病不变，方不变，持重施治，与桂枝汤如前法；假使服桂枝汤，若其形态似疟，一日再发，也非药误，只汗发不出，得汗出必解，宜桂枝二麻黄一汤。再如桂枝汤证服桂枝汤，原发愈了，由于大汗出后，大烦渴不解，脉洪大者，治贵逐机，白虎加人参汤主之。

桂枝汤如前法证，只因初动其机，再用即增强其气，乃汗收脉复矣。

桂枝二麻黄一汤证，初服只动其机，未得汗出，形成表气欲张还阖之故。与前条桂麻各半汤、"先刺风池、风府"条等，皆是桂枝之赞助法，病机未变，赞助之则愈。

白虎加人参汤证，病属激动太过，病机已转变，但算是一种"顺"序的正常传变。盖太阳病转阳明是顺序，阳明居中，主土，万物所归，病不复传也。即是说，阳明是三阳的极期，然有"经、腑"两证，今属经证。由是言之，白虎加人参汤是桂枝汤的匡救法耳。"如前法"之脉洪大乃大汗出当中见之；白虎加人参汤证之脉洪大乃大汗出后，大烦渴情状中见之，不能混谈。

太阳病，发热恶寒，热多寒少。脉微弱者，此无阳也，不可发汗，宜桂枝二越婢（真武）一汤。（25）【赵本27】

服桂枝汤，或下之，仍头项强痛，翕翕发热，无汗，心下满，微痛，小便不利者，桂枝去桂加茯苓白术汤主之。（26）【赵本28】

【重订】"桂枝二越婢一汤"，余认为当是"桂枝二真武一汤"。第25条旧版误作"宜桂枝二越婢一汤"。既脉弱无汗不可发汗，焉得药如大青龙之剂，再耗其阳而发其汗哉？此种脉证，临床最常遭遇，只见其表，不察其心力，最易误事。旧注曲解，殊无谓也。若果为桂枝二越婢一汤，热多寒少之下，脉必浮数或洪大而渴，虚实勿混，寒热攸辨也。

【要旨】本两条是论"像桂枝汤证"和"反桂枝汤证"。第25条热似脉非故是"像桂枝汤证"；第26条外似腹证非（详解见下文）故是"反桂枝汤证"。示临诊必须辨也。

【梁按】第25条"太阳病，发热恶寒，热多寒少"，使为阳盛表热，脉不浮紧即当浮数，今脉微弱者，此无阳也，不可以误为表盛而发汗，将如何？宜桂枝二真武一汤。

第 26 条再如"服桂枝汤，或下之"，使为表证或里实证，即使不即愈，也应和缓，可是"仍头项强痛，翕翕发热，无汗，心下满，微痛，小便不利者"，将如何？桂枝去桂加茯苓白术汤主之。前证可说是阳虽浮而心力弱；后证由于自中尿毒。

需要强调的是，第 26 条之"头项强痛，翕翕发热"，容易使人错认是桂枝汤证。而"心下满，微痛"使人容易错认是承气证。怀疑桂枝汤证，但是"无汗"；怀疑里实证，但是"小便不利"，这就是外似而腹证非。

服桂枝汤或下之，仍"头项强痛"云云，不啻为治疗的诊断，亦可以作为排除表里证之根据矣。关键症状在"小便不利"。小便不利，又无汗出以代偿排泄，毒泛于外，形成如桂枝之外证。蓄于内，造成心下满微痛类似承气证。徒以桂枝汤或下药不能去此病薮。桂枝一味无当，其余配伍，正可裁度。此小便不利乃水毒上冲外泛之证，故先取芍姜甘枣以和营，加苓术以化水，与真武汤恍惚，只差附子而已，则知此方利尿作用不弱，而适应于证例也。有人怀疑是去芍而非去桂，假使去桂，何以解外云。不知本方明言服过桂枝，仍旧云云。即其汤名亦暗示像桂枝汤证而实非也。

总之，自第 12～26 条，以桂枝汤证为中心，曲曲折折，正面侧面和反面都详论及也。

伤寒脉浮，自汗出，小便数，心烦，微恶寒，脚挛急，反与桂枝，欲攻其表，此误也。得之便厥，咽中干，烦躁，吐逆者，作甘草干姜汤与之，以复其阳。若厥愈足温者，更作芍药甘草汤与之，其脚即伸。若胃气不和谵语者，少与调胃承气汤。（若重发汗，复加烧针者，四逆汤主之。）（27）【赵本29】

【重订】"若重发汗，复加烧针者，四逆汤主之"一句疑是他处错落于此，与前文失联系性，而且下一条即本条之具体医案，亦不涉及四逆汤之治，以此推之，此为错落无疑。

【梁按】上两条（第25、26条）是像桂枝汤证，一未误，一虽用桂枝无咎。本条"脉浮，自汗出"，是像桂枝汤证而病理反戾。盖桂枝汤证病机"阳浮而阴弱"，本例可说为"血虚阳亢"。因本病主证是"脚挛急"，由于"下肢郁血，上部阳越"也。本例人所易惑，故详论三部：一救逆，二治本，三理其后遗。原书诸凡救逆，以本例曲折最详尽，殆有深意。

一救逆：即救其激变。服桂枝汤"便厥，咽中干，烦躁，吐逆者"，此桂枝发越，血络扩张而汗多，阳耗遂致厥，咽中干，烦躁，吐逆。先与甘草干姜汤，以收摄浮阳而屯精血于内也。

二治本：即治其基本证。"厥愈足温"，即变证已差

（原文中用"差"，意思为"病愈"，同"瘥"。全文保持一致），再与芍药甘草汤舒展下肢郁血，脚挛即伸。相对的上浮外动之阳亦复。

三理其后遗。"胃气不和谵语者"，非燥屎中毒之比，不须大承气汤，只少与调胃承气汤，微和胃气足矣。

此处三方，配伍不杂，特显其功。甘草补五脏逐邪气，与今时所说植物性激素不为无因也。衡以本病例三方均以甘草斡旋，值得深究也。

问曰：证象阳旦，按法治之而增剧，厥逆，咽中干，两胫拘急而谵语。师曰：言夜半手足当温，两脚当伸。后如师言。何以知此？答曰：寸口脉浮而大，浮为风，大为虚。风则生微热，虚则两胫挛，病形象桂枝，因加附子参其间，增桂令汗出，（附子温经，亡阳故也。）厥逆、咽中干，烦躁，阳明内结，谵语烦乱，更饮甘草干姜汤，夜半阳气还，两足当热，胫尚微拘急，重与芍药甘草汤，尔乃胫伸，以承气汤微溏，则止其谵语，故知病可愈。（28）【赵本30】

【重订】本条独以"附子温经，亡阳故也"一句，更是后人旁注之文误入正文耳。本条医案式论述，是后人所附加，作为经验之谈而已，无再释之必要。后人采录本条医案，亦有其用意。首先，《伤寒论》非随意杜撰，皆有实效经验之作。其次特提最曲折、最入微的反桂枝汤证之救逆医案，特以救逆为然。示"持重"是临床一面，"逐机"更为重要。凡治病有时非一方到底，每每朝夕易方，特以救逆为然。最后，本条是辩论式，示后学临床须作辩论式记录医案。

小 结

原书辨治，以桂枝汤证为开端，而本篇"辨太阳病脉证并治上"则环绕以桂枝汤为核心，尽曲折之变，总而言之，有常局、正局、变局和假局。的确，外感中以桂枝汤证为常见，犹以夏令为然。

仲景论某病证而选用某方，不等于该方之应用仅限所论的一面，后贤每能引申之而能治疗他病，然而不出原书所揭示之原则性，唯其病形变幻，参阅《经方徵验录》（梁照林著，尚未出版）可也。《伤寒杂病论》一书，"从方药以知病证，从病证以知方药"，病理、药理尽在其中，是实践、实验宝典，学者善为运用可也。

兹将"辨太阳病脉证并治上"所提及之方，谨列于下。

1. 常法：桂枝汤。

2. 变法：桂枝加葛根汤、桂枝加附子汤、桂枝去芍药汤、桂枝去芍药加附子汤、桂枝麻黄各半汤（复方）、桂枝二麻黄一汤（复方）、桂枝加厚朴杏子汤、桂枝去桂加苓术汤。

3. 匡救法：白虎加人参汤、甘草干姜汤、调胃承气汤。

附录各方，不再举汉代之衡量，依今时习用药称为准，仍以整剂分量出之，学者宜注意该方剂之服数。如桂枝汤方是一剂分三服，量实情或三服，或二服，或一服，然均以成年人为准。

桂枝汤方。桂枝九钱，芍药九钱，甘草六钱，生姜九钱，大枣十二枚。右五味，以水七升，微火煮取三升，去滓，适寒温，服一升。服已，须臾啜热稀粥一升余，以助药力。温覆令一时许，遍身漐漐，微似有汗者益佳。不可令如水淋漓，病必不除。若一服汗出病差，停后服，不必尽剂。若不汗，更服依前法。又不汗，后服小促其间，半日许，令三服尽。

桂枝加葛根汤方。即桂枝汤加葛根一两二钱，先煎。

桂枝加附子汤方。即桂枝汤加炮附子一枚（现成品可用九钱）。

桂枝去芍药汤方。即桂枝汤减去芍药。

桂枝去芍药加附子汤方。即桂枝汤减去芍药加炮附子一枚（九钱）。

桂枝麻黄各半汤方。本法取桂枝汤一剂煮成的剂量一半，麻黄汤一剂煮成的剂量一半，匀和，分作三服。若处方：桂枝四钱，芍药三钱，甘草三钱，生姜三钱，大枣四枚，麻黄三钱，杏仁二十枚，共七味，以水五升，先煮麻黄一二沸，去上沫，内诸药，煮取一升八合，去滓，温服六合。

先刺风池风府。深浅随肥瘦，一般可用三分至五分，刺之云者，示必久留之谓。

桂枝二麻黄一汤方。本法桂枝汤二份，麻黄汤一份，合为二升，温服一升，日再服。若处方：桂枝四钱，芍药三钱，甘草三钱，生姜三钱，大枣五枚，麻黄二钱，杏仁十六枚。

白虎加人参汤方。知母一两八钱，石膏五两，甘草炙六钱，粳米二两，人参四钱（倍用石柱参）。右五味，以水一斗六升，煮米熟去米，纳诸药煮取六升，去渣，温服一升，日三服。

桂枝二真武一汤。本法桂枝汤二份，真武汤一份。合成一升，顿服。若处方：桂枝三钱，芍药六钱，甘草二钱，生姜六钱，大枣四枚，炮附子三钱，白术四钱，云苓六钱。

辨太阳病脉证并治中

葛根汤证

太阳病，项背强几几，无汗恶风，葛根汤主之。（29）【赵本31】

太阳与阳明合病[1]者，必自下利，葛根汤主之。（30）【赵本32】

太阳与阳明合病，不下利，但呕者，葛根加半夏汤主之。（31）【赵本33】

太阳病，桂枝证，医反下之，利遂不止。脉促者，表未解也。喘而汗出者，葛根黄芩黄连汤主之。（32）【赵本34】

[1] 合病："合"是混合。太阳与阳明混合一起为病，故病机集中表现于一证。"并"是并起。太阳与阳明或少阳

并起为病，故病机各自表现于各个症状。然仲景对"合病"多主张用药，对"并病"多主张用针。症状难别经络界线者，用药为准；症状可以经络界线区分的，用针尤妙。学者细玩可悟也。

【要旨】此四条作一组看。谓太阳病证，焦点兼见背肌、胃肠、胸膜和膈肌症状。"肌膜肠胃"，古义均属之阳明经，易以今时口吻，使太阳病作为感冒通称的话，"太阳阳明合病"可称为"肠胃型感冒""肌肉型感冒"。

【梁按】此组的前三条，为肌膜肠胃证而表证犹在，用葛根为主而兼配麻桂也。葛根为肌肉、胃肠的专药，均中焦证以之为主药。桂枝加葛根汤证是有汗的，葛根汤证是无汗的，相对的一虚一实，无汗示阳气之闭也。第32条表证已解而肠部和胸廓都充血，故配用芩连也。不合麻桂而配芩连，从药索证是充血性炎症可以互知也。

麻黄汤证

太阳病，头痛发热，身疼腰痛，骨节疼痛，恶风无汗而喘者，麻黄汤主之。（33）【赵本35】

太阳与阳明合病，喘而胸满者，不可下，宜麻黄汤。（34）【赵本36】

太阳病，十日以去，脉浮细而嗜卧者，外已解也。设

胸满胁痛者，与小柴胡汤。脉但浮者，与麻黄汤。（35）
【赵本37】

【要旨】本三条是说麻黄汤主证为呼吸道症状。第33条是外围郁闭疼痛而并发喘证；第34条是太阳与阳明合病，而以呼吸系统症状为主；第35条却以"嗜卧"为主证，而兼胸满胁痛相提并论，从脉决方，是说麻黄汤具振脑醒神作用，不仅解疼通表而已。

大青龙汤证

太阳中风，脉浮紧，发热，恶寒，身疼痛，不汗出而烦躁者，大青龙汤主之。若脉微弱，汗出恶风者，不可与服之；服之则厥逆，筋惕肉瞤，此为逆也。（36）【赵本38】

伤寒，脉浮缓，身不疼，但重，乍有轻时，无少阴证者，大青龙汤发之。（37）【赵本39】

【梁按】两条文例，正反两面夹写，意先排除禁忌，示人证重方峻，宜小心辨治也。盖太阳中风，阳浮而泄，阴弱失守；本证阳浮而郁，阴实而瘀，故与太阳中风虚实云泥。后一证与少阴证形似实异，盖少阴病，阳气衰而欠冲动反击力，本病阳郁而反应有力。然一是大青龙汤证之正证，一是大青龙汤证之变证。仲景深心，特用笔法描勒，评比对照，欲使学者深切明了而警惕勿误勿纵也。后一例特曰"发之"，示病毒深潜，须此发而越之也。前例是病毒锁闭于外，郁阳欲通而不遂，此"脉浮紧，发热，恶寒，身疼痛，不汗出而烦躁"所生也。后例是病毒内压，阳虽郁极而尚有反应欲伸之力，此"脉浮缓，身不疼，但重，乍有轻时"之所以见也。前例勿误太阳中风，后例勿混少阴寒证。期为不误大方向也。

小青龙汤证

伤寒，表不解，心下有水气，干呕，发热而咳，或渴，或利，或噎，或小便不利、少腹满，或喘者，小青龙汤主之。(38)【赵本 40】

伤寒，心下有水气，咳而微喘，发热不渴。服汤已，渴者，此寒去欲解也，小青龙汤主之。(39)【赵本 41】

【要旨】本两条主要是讨论心下有水气。

【梁按】心下有水气，变化至伙夥。如前例"干呕，发热而咳"，在"表不解"之下，尚不难知为"心下有水气"之关系。唯同时并见"或渴，或利，或噎，或小便不利、少腹满，或喘者"，容易令人迷惑其病理与本汤方证相适与否。仲圣特地指出之，由于心下有水气，不管如何变幻，统以小青龙汤主之。后例示药适应，勿为水气转化欲解而生疑。盖"伤寒心下有水气，咳而微喘，发热不渴"，服小青龙汤已，"渴者"，人或疑为药误，其实乃"寒去欲解"，为病将痊愈也。

太阳病之余绪

太阳病，外证未解，脉浮弱者，当以汗解，宜桂枝汤。（40）【赵本 42】

【要旨】此承上两条"表不解"及"寒去欲解"，强调确证"外证未解，脉浮弱者"，不必兼杂他法，仍用汗解。

太阳病，下之微喘者，表未解故也，桂枝加厚朴杏子汤主之。（41）【赵本 43】

太阳病，外证未解，不可下也，下之为逆，欲解外者，宜桂枝汤。（42）【赵本 44】

太阳病，先发汗不解，而复下之，脉浮者不愈。浮为在外，而反下之，故令不愈。今脉浮，故在外，当须解外则愈，宜桂枝汤。（43）【赵本 45】

【要旨】以上四条是太阳病治疗余绪。第 40 条是本论，第 41、42、43 条是后人附缀，意图补充耳，其实多余。

太阳病，脉浮紧，无汗，发热，身疼痛，八九日不解，表证仍在，此当发其汗。服药已微除，其人发烦，目瞑，剧者必衄，衄乃解。所以然者，阳气重故也。麻黄汤主之。（44）【赵本46】

太阳病，脉浮紧，发热，身无汗，自衄者，愈。（45）【赵本47】

【要旨】这两条也是太阳病之余绪。第44条，服麻黄汤，虽然对证，若因"阳气重"（麻黄汤发越阳气），轻则"其人发烦目瞑，剧者必衄"，但是随衄而病解，勿误为误治也。亦有未经服麻黄汤，自衄者亦病愈，如第45条。

（二阳并病，）太阳初得病时，发其汗，汗先出不彻，因转属阳明，续自微汗出，不恶寒。若太阳病证不罢者，不可下，下之为逆，如此可小发汗。设面色缘缘正赤者，阳气怫郁在表，当解之熏之。若发汗不彻，不足言，阳气怫郁不得越。当汗不汗，其人躁烦，不知痛处，乍在腹中，乍在四肢，按之不可得，其人短气，但坐以汗出不彻故也，更发汗则愈。何以知汗出不彻？以脉涩故知也。（46）【赵本48】

【重订】"二阳并病"，四字衍文也。

【要旨】"设面色"及"当汗不汗"两段，意图补充前条耳，写得不通彻，吾人但能领悟其大意即可。

脉浮数者，法当汗出而愈，若下之，身重，心悸者，不可发汗，当自汗出乃解。所以然者，尺中脉微，此里虚，须表里实，津液自和，便自汗出愈。（47）【赵本49】

脉浮紧者，法当身疼痛，宜以汗解之。假令尺中迟者，不可发汗。何以知然？以荣气不足，血少故也。（48）【赵本50】

脉浮者，病在表，可发汗，宜麻黄汤。（49）【赵本51】

脉浮而数者，可发汗，宜麻黄汤。（50）【赵本52】

【要旨】此四条亦欲补充太阳病发汗余绪，究竟叙述不彻。

病常自汗出者，此为荣气和。荣气和者，外不谐，以卫气不共荣气谐和故尔。以荣行脉中，卫行脉外。复发其汗，荣卫和则愈。宜桂枝汤。（51）【赵本53】

【梁按】此条是次条（第52条）之旁附，以类相从，以论汗与桂枝汤之关系。

病人脏无他病，时发热，自汗出，而不愈者，此卫气不和也。先其时发汗则愈，宜桂枝汤。(52)【赵本54】

【要旨】 本例证类阳明和疟疾，先提"脏无他病"以排除之，乃指出是"卫气不和"，治乃迎合"时发热"，先其发热之时取用桂枝汤发汗作迎头之击，堵截其发。此例说明了机体内在运动有时间的关系也。

伤寒，脉浮紧，不发汗，因致衄者，麻黄汤主之。(53)【赵本55】

【要旨】 前例是先发制病，是堵截法，迎头痛击法。本例是补救失汗，衔尾紧追也。病邪封闭，而反击突围，麻黄汤乘势追汗，即以助去邪启闭也。

伤寒，不大便六七日，头痛有热者，与承气汤。其小便清者（一云大便清），知不在里，仍在表也，当须发汗。若头痛者，必衄，宜桂枝汤。(54)【赵本56】

伤寒发汗已解，半日许复烦，脉浮数者，可更发汗，宜桂枝汤。(55)【赵本57】

【要旨】 第53条"麻黄汤主之"，是以伤寒脉浮紧，不发汗因致衄者之故。第54条即言，头痛不管汗不汗，也必衄者。

第 54 条言"不大便六七日",但病机仍在表,宜桂枝汤;第 55 条即言,"发汗已解,半日许复烦",同是病机仍在表,同是宜桂枝汤。

【梁按】第 54 条,"伤寒"至"与承气汤",意谓"不大便"为主证,以"头痛有热"为客证,所以与承气汤。"其小便"至末句,以小便清否决病机在里,即以头痛有热为主证,以不大便为客证,病机仍在表,故曰当须发汗。因"头痛",上冲之势深痼,不管已发汗未发汗,迟早都会衄血,非如上例之郁闭性,故宜桂枝汤。

第 55 条,发汗后"伤寒"原有症状减轻,"半日许复烦",是余邪未了,仍"脉浮数者",病机未变,脉证未变,可更发汗,宜桂枝汤。

继发证之一

凡病,若发汗,若吐,若下,若亡血、亡津液,阴阳自和[1]者,必自愈。(56)**【赵本 58】**

[1] 阴阳自和:指人体一切功能无矛盾之谓。

【要旨】本条系讨论后遗证、继发证的开端。意为凡病经过治疗,虽或消耗体质,病邪去而功能正常,可无余事,必自愈，勿药有喜也。

大下之后，复发汗，小便不利者，亡津液故也。勿治之，得小便利，必自愈。【赵本59】

下之后，复发汗，必振寒，脉微细。所以然者，以内外俱虚故也。【赵本60】

【梁按】此两条虽像仲景语，企图充实"必自愈"的若干状况。小便不利，诚有由于亡津液者，勿用利尿药是对，但如何为"得小便利"，未具体指出，非仲圣教也。"下之后，复发汗"，诚能乱机耗质，导致"振寒，脉微细"，而仅指出为内外俱虚，而不做出疗法，亦非仲景语。观次条（第57条）病因与治疗皆具体指出，胜徒说理多多矣。次条虽不明言病理，观其方药跃如也。

下之后，复发汗，昼日烦躁不得眠，夜而安静，不呕，不渴，无表证，脉沉微，身无大热者，干姜附子汤主之。(57)【赵本61】

【要旨】第56条言"阴阳自和者"，第57条则可说为"阴阳失调"。

【梁按】"下之后，复发汗"，一方面是说治疗颠倒，损耗体质；另一方面，示后遗证也。"昼日烦躁不得眠，夜而安静"是主证;"不呕,不渴,无表证"是排除三阳证;"脉沉微,身无大热"是决诊虚而未竭也。干姜附子汤主之,药证互参,乃中枢反应虚亢,为脑性病也。

干姜温壮而守,生附子麻抑而走,颉颃成剂,一剂顿服,示振奋心阳之疲,而抑脑神经之亢,不假介药,取其纯而锐也。视四逆汤而不用甘草,殆避撩动内分泌参加,分散功能也。

【验案举隅】

挚友林君荣照,曾随余学习《伤寒论》,他有验案一则。1960年春,诊治广州一中医师之弟妇。病人病历数年,每日到中午,即有无可奈何之烦躁发生,有躲避无地之苦,但到夜辄安。屡经中西百医,曾无少效。病者丈夫之好友刘沛然推荐林君与诊。林掌握"昼日烦躁,夜而安静"这个主证,审无呕渴无表证而脉微,顿忆本条文,遂疏本方。时因生附子难买,乃用熟附子四钱,干姜五钱,两味水煎顿服,居然一服大效,五服而愈。多年来从未复发。仲景本例原属急性,林君所治为慢性,依理慢性者以茯苓四逆汤为恰当。

发汗后,身疼痛,脉沉迟者,桂枝加芍药生姜各一两人参三两新加汤主之。(58)【赵本62】

【梁按】前例可说脑神病,本例可说为血络属心的病畴。"发汗后，身疼痛，脉沉迟"，可以排除太阳麻黄汤证和风湿病证。脉证和药合参，殆属血管神经痛，用本方卓效。

发汗后，不可更行桂枝汤，汗出而喘，无大热者，可与麻黄杏仁甘草石膏汤。(59)【赵本63】

【梁按】从脏象归纳，前例可说属"心"，本例可说属"肺"。"发汗后，不可更行桂枝汤"，示无表，而特警惕勿误会治疗也。主证是"汗出而喘"。"无大热者"，不等于无热，示非厥冷亡阳汗喘。本方证为近时所谓继发性急性支气管肺炎，本方神效。有人怀疑，证是"无汗而喘"，殆以麻黄故，不通考之论也。使"无汗而喘有大热"为麻黄汤证，仲景明提"不可更行桂枝汤"，其实麻黄汤有桂枝，也在排除之列。

【验案举隅】

抗战前，余友胡匡持君（英德人）之女，年五岁许，时当夏季潦水之天，患喘汗，身虽不热，但悬掌测之，则有热蒸及手，遂疏本方，一服而愈。

发汗过多，其人叉手自冒心，心下悸，欲得按者，桂枝甘草汤主之。(60)【赵本64】

【要旨】第 59 条属肺，第 60 条属心。

【梁按】"发汗过多"是言其因。"其人叉手自冒心"是病态。"心下悸，欲得按"言其所以叉手自冒心之故，亦描述病的症状。总其机转，由于发汗过多，外围血络过弛，心脏自起救济，搏动过度，企图血液回荫也。桂枝甘草汤目的在收摄外围过弛之血络，即以减少心脏搏动的动作，则悸自宁矣。本方桂枝四两，折实今称一两二钱；甘草二两，折实今称六钱，煮取一升顿服。观此可悟药因配佐和分量不同，每异其功。桂枝汤每服三钱，可能令人汗，殆因配以生姜及热粥助之也，今桂枝大量，只配甘草一味，顿服，能令过弛之血络收摄，自有止汗之功。观第 26 条"服桂枝汤，大汗出，脉洪大者，与前法"，再服则汗止脉收。盖服量有关，机转有关，今且不配生姜之辛散，只合甘草之甘补，则能收摄血络，以强心宁悸矣。吾谓药物每因服量和配佐关系顿异其功，不独桂枝为然也。

发汗后，其人脐下悸者，欲作奔豚，茯苓桂枝甘草大枣汤主之。(61)【赵本 65】

【要旨】前例"心下悸"，是心主大动脉之悸，本例"脐下悸"，是下行腹部大动脉之悸。前例言"发汗过多"是造成心下悸之机械性原因。此言"发汗后"，是言导致化学性物质匮乏而起之脐下悸。前方桂甘两味令血络收摄属机械性作用；本方增加茯苓大枣，则并能补益定悸之化学物质，所谓补液宁神也。

【梁按】过去有人解释"脐下悸欲作奔豚"是下焦水邪，茯苓利水，煮以甘澜水，无非水邪云。今有报道茯苓具某种维生素，补益力甚奇妙。扬水作泡为之甘澜水，亦名百劳水，或能吸摄氧气以助补益也。又汪氏云：奔豚，《难经》云肾之积名。此言奔豚，乃肾气发动，如欲作奔豚之状，非真脐下有积如豚也。查实奔豚又作贲豚，是海物，善怒，言奔豚者，状气之发作上冲心胸之义耳。又以奔豚气从少腹发，脐在少腹属肾所领域，故昔人解为肾家病以此耳。其实下行大动脉因某种营养素匮乏，其动增强而呈悸状而已。

发汗后，腹胀满者，厚朴生姜半夏甘草人参汤主之。（62）【赵本66】

【要旨】从部位论，第59条属肺，第60条属心，第61条属肾。本例腹部则属脾矣。

【梁按】"发汗后"，后之云者是关键，非后遗证即为继发证。"发汗后"，余无他，只"腹胀满"，示非实之满也。合方药考之，属以中焦为领导的腹部组织松弛，同时肠中气体并因而滞矣。厚朴生姜半夏甘草人参汤之组合，针对此种病机而设。总而言之，以视承气汤之腹满则为虚性，视太阴之腹满则为阳性。临床运用，于此取则焉。

伤寒，若吐、若下后，心下逆满，气上冲胸，起则头眩，脉沉紧。发汗则动经，身为振振摇者，茯苓桂枝白术甘草汤主之。（63）【赵本67】

【要旨】前例属"脾"，本例使从症状论，则可说为属"肝"性证候矣。

【梁按】"伤寒"，从广泛的外感言。"若吐、若下后"，谓消化道已无实质或固形障碍之意。"心下逆满，气上冲胸，起则头眩，脉沉紧"是继发证之主证。"发汗则动经，身为振振摇者"，这里有两个解释，一说本病例非吐或下后，使为发汗，则不仅"逆冲眩紧"，还会撼动经脉，变成身为之振振摇的症状矣；一说于"逆冲眩紧"之下给予发汗则会撼动经脉，增加身摇云云。总而言之，本方对"逆冲眩紧"则效卓，对"振摇"则力弱。

有人解释本病也是"蓄水"使然。余则认为，与"桂甘""苓桂甘枣"两例，同机异势耳。亦首因损失营养素而使内部血络异常，可能由于血络之气（血管神经）失调，致血中液体亦相因而失其作用而已。此苓术之增补营养物，而与桂甘调整血循所以合剂也。

发汗，病不解，反恶寒者，虚故也，芍药甘草附子汤

主之。(64)【赵本68】

【要旨】前例可说为动脉性功能性病变，本例则可说为静脉性机械性病变。

【梁按】本是发汗之病，今给予发汗而病不解，突出问题是反增加其恶寒程度，这类病很容易使人误作为表证或表实证，仲景特提示"虚故也"。虚为何虚？"芍药甘草附子汤主之"，可以理解是外围静脉轻度收缩郁血，并作虚性敏感也。盖"芍药甘草"能舒解血络，特别是静脉郁血，炮附子主外围虚性兴奋。

发汗，若下之，病仍不解，烦躁者，茯苓四逆汤主之。(65)【赵本69】

【要旨】前例是发汗病不解反恶寒者，本例则是发汗若下之病仍不解，烦躁者。均属虚寒证。

【梁按】"发汗，若下之，病仍不解"，示病非汗或下法之对象，即非青龙或承气之病矣。既非表实证和里实证，故"病仍不解"，此时突出之症状是"烦躁"，其为虚性和寒性可知。凡非实性、热性之烦躁，即为脑神直接病变，茯苓四逆汤足以当之，不拘于后遗、继发及原发证，即慢性亦有之。

本例与第57条"昼日烦躁不得眠"药证对看，前例烦躁有时间性，本例无时间性；前例药简而顿服，本例药多而分服。此中差别勿忽之。

发汗后，恶寒者，虚故也。不恶寒，但热者，实也。当和胃气，与调胃承气汤。（66）【赵本70】

【要旨】从"八纲"法，前例虚实易混。本例从症状的寒热辨其虚与实。

【梁按】发汗后，不恶寒但热，可有分歧，如白虎加人参证，亦不恶寒但热证中之一，今概出"实也。当和胃气"，是说明消化道中已形成实质障碍，治当调和消化道，能影响整体的功能，与调胃承气汤也。

此证例已转属阳明之病机也。于此不曰"阳明"，而曰"胃气"，病机范围比之"阳明"较为轻小也，且病根是在消化道中也。

小 结

自第56～66条，均属后遗证或继发证，除认为附衍之文不予叙述外，仅作表式如次。

第56条：阴阳自和者。

第57条：昼日烦躁夜而安静——阴阳失调——中枢反应凌乱。

第 58 条：身疼痛脉沉迟——肌肉血分痛——外围神经痛。

第 59 条：汗出而喘无大热者——肺郁热喘——支气管肺炎。

第 60 条：心下悸欲得按——心气虚悸——心主动脉搏动增大。

第 61 条：脐下悸——欲作奔豚——下行大动脉搏动增大。

第 62 条：腹胀满——脾虚腹胀——腹部组织松弛。

第 63 条：心下逆满，气上冲胸，起则头眩，脉沉紧——肝气上逆——胸腹血管神经虚弱。

第 64 条：发汗反恶寒——卫气虚弱。

第 65 条：汗或下后病不解之烦躁——心神失养——心脑虚性兴奋。

第 66 条：发汗后不恶寒但热——胃气不和——消化道障碍。

以上作后遗证或继发证第一组读。

继发证之二——五苓散证

太阳病，发汗后，大汗出，胃中干，烦躁不得眠，欲得饮水者，少少与饮之，令胃气和则愈。若脉浮，小便不

利，微热消渴者，五苓散主之。(67)【赵本71】

【要旨】本条主要讨论太阳病发汗后有两种"渴饮"证之不同。一由大汗出水分损失所致的；二由气动向外水不下化，以及损失营养素所致的。前例适量予以饮品适应生理要求便可解决。后例徒饮无益，必须五苓散主之。

【梁按】"脉浮，小便不利"是气动向外，水不下化之征。"微热消渴"，示非阳明白虎热盛之渴。根于"脉浮，小便不利，微热消渴"以推之，此之消渴病机是气动于外，水蓄于中，水不得蒸化而生。每因病耗营养素导致本证例。五苓不为汤而为散，一示不受高温，以保存药物营养素；一示服散配合多饮白汤，对水邪有推陈出新之妙。使不依散法，则效失。

本方本非五种苓，想因旧有猪苓散，今为五物猪苓散，简称习惯使然也。

发汗已，脉浮数，烦渴者，五苓散主之。(68)【赵本72】

【要旨】本例叙述比前例更为广泛。汗已，一示无表证，二示损失营养素。

【梁按】"脉浮数，烦渴者"，气外动盛而渴亦甚也。不提小便不利，示不必以此为准，而以烦渴之脉浮数可用也。此中用五苓散之要窍，在于气外浮，水不化津之渴也。

伤寒，汗出而渴者，五苓散主之；不渴者，茯苓甘草汤主之。【赵本73】

【重订】本条余认为文剥错落，不释。

中风发热，六七日不解而烦，有表里证，渴欲饮水，水入则吐者，名曰水逆，五苓散主之。(69)【赵本74】

【要旨】第68条记述五苓散运用目标比较广泛，第69条则突出"水逆"症状而施用。

【梁按】"中风发热，六七日不解而烦，有表里证"是说病之由来，因日数不少而证也繁杂，然不管，只掌握"渴欲饮水，水入则吐"之"水逆"病机，而处以五苓散则能解决。

"水逆"揭示本病病机重点。水本下行为主，今却上行是为逆；水本化津而无渴，今却停滞而生渴，是为逆。五苓散蒸水化气，化逆为顺，为独一无二之妙方。

未持脉时，病人手叉自冒心，师因教试令咳，而不咳者，此必两耳聋无闻也。所以然者，以重发汗，虚，故如此。【赵本75】

【重订】 此乃错衍之条，不释。

发汗后，饮水多必喘，以水灌之亦喘。【赵本75】

【重订】 此承五苓渴饮而衍发之文，不释。

【梁按】 五苓散治疗夏湿，如张景岳说：春夏之交，人病如伤寒。其人汗自出，肢体重痛，转仄难，小便不利，此名风湿非伤寒也。阴雨之后有湿，或引饮过多，多有此证。但多服五苓散，小便通利，湿去则愈。切忌转泻发汗。《博闻类纂》曰：春夏之交，或夏秋之交，霖雨乍歇，地气蒸郁，令人骤病头疼，壮热，呕逆，有举家皆病者，谓之风湿气，不知服药，渐成瘟疫。宜用五苓散半贴，入姜三片，大枣一枚，同煎，服一剂立效。

【验案举隅】

今年（1968）六七月淫雨，广州发生"流感"，多继发舌胖，苔如堆粉，不渴，困倦，不欲食，尿黄，或咳甚，脉则因人而异，大多虚大而濡，或细弱。余治多例，初步体会，对"流感"情状初起时，应用表剂，若表解余热不清，疲困等，用桂枝去桂加苓术，阴性的用真武汤甚效。或各加陈皮、木瓜、尖槟等。有咳甚者，脉弱，则以生脉散合陈皮、木瓜、尖槟，亦卓效。

以上是继发证第二组——五苓散证。

继发证之三——栀子豉汤证

发汗后，水药不得入口为逆，若更发汗，必吐下不止。发汗吐下后，虚烦不得眠[1]，若剧者，必反复颠倒[2]，心中懊侬[3]，栀子豉汤主之；若少气[4]者，栀子甘草豉汤主之；若呕[5]者，栀子生姜豉汤主之。(70)【赵本76】

[1] 虚烦不得眠：一"虚"字，排除了各种实邪，此非实邪所致之烦。不得眠，由烦使然，又益感其烦。

[2] 反复颠倒：在床上滚来滚去。

[3] 心中懊侬：极言心中苦闷之烈，由于食管充血发㷱所致也，病者自感苦闷在于心胸之中也。有时放散及于胃，及于胸腔，所以下文有言胸中，症则有少气或呕者以此。

[4] 少气：气息细弱，有不足以息之感，与息高、息粗相反。与"短气"稍异，短气是呼吸浅表，不能做较深长的呼吸，故呼吸频数；少气无频数现象。

[5] 呕：义包干呕、呕逆，或恶心，此病机涉于胃也。

【要旨】在前组第 69 条五苓散证，得一"水"字；第 70 条可以说为一"火"字。如本条证，是食管干性充血发㷱热也。

【梁按】由于食管充血发炎，而影响神志，此栀子配豉也；若少气配甘草；呕配生姜。示人随所并发而佐药，也说明本病证每多兼杂也。

发汗若下之而烦热，胸中窒[1]者，栀子豉汤主之。(71)【赵本77】

[1] 胸中窒：病人自感胸中有狭窄不通，如梗如塞之谓。

【要旨】前条在说栀子豉汤证增一候，方则多一味兼顾之；本条即论栀子豉汤证之变型，却不必增益药伍。

【梁按】不拘于汗或下，同一后遗证，亦示非表或里有邪之故。而烦热胸中窒者，是前条虚烦心中懊憹之变型。盖烦热是胸中病气扩散之烦热，胸中窒是烦热机制着于胸腔之自觉证。然此烦热，是虚烦甚一点，非有所杂，易言之，胸中窒亦即心中懊憹由精神感转为形质感也。

伤寒五六日，大下之后，身热不去，心中结痛[1]者，未欲解也，栀子豉汤主之。(72)【赵本78】

[1] 心中结痛：乃食管充血发炎、紧缩扭结所致，比之食管狭窄之胸中窒，其症更烈。

【要旨】前例食管充血影响精神，本例则更甚，"心中结痛"比之"心中懊憹"和"胸中窒"为剧，并且影响到体温也。

【梁按】心中非肠，结痛非燥屎之化，所以虽大下而无功，"大下之后"是排除阳明证，并且提示是继发证，栀豉统治，心中结痛是主证，身热不去是伴证。结痛去则身凉矣。

【验案举隅】

1964年某晨余在解放南卫生所门诊中，有一小儿刚从医院出院，家长代诉说小儿连夜睡眠不宁，有一妇人主诉多日来心胸中如有一团乱草堵塞感，另一工友主诉心胸中抓住般疼痛，我均处以栀子豉汤。病人去后，学徒们用怀疑的语调说，今晨老师悭了笔墨，药房省去了配剂繁劳。来日三位病人复诊，均告良效，学徒以证异药同扣问，乃用仲景本段文字给予解答，众徒于是心领神会，默然而退。

伤寒下后，心烦腹满，卧起不安者，栀子厚朴汤主之。（73）【赵本79】

【要旨】上条说原文证不去（大下之后，身热不去），未欲解而有继发证（心中结痛），仍主栀子豉汤；本条即论原发证已不见（伤寒下后），只有贻后证（食管充血发炎并发腹肠弛扩而充气），不宜呆守前方，却须易以栀子厚朴汤之治例。

【梁按】"伤寒"概示外感言，"下后"，一以排除肠实，一以指继发证。心烦即虚烦（心烦以病位言，虚烦以病势言）。腹满，以下后内虚气涩不通也，虽满而非坚实。卧起不安即不得眠（不得眠由烦使然，卧起不安兼因机械性之腹满压迫）。栀子主心烦，枳、朴主非实之满。如以栀子豉汤为基本方的话，前栀甘豉、栀姜豉，应曰加甘、加姜汤，本方是去豉加朴枳，今不曰加或去加，想必素传有是等方也。本方及次方均系不配香豉，想其所以，大致是凡病涉"肠"者弗取也。

伤寒，医以丸药大下之，身热不去，微烦[1]（而溏）者，栀子干姜汤主之。（74）【赵本80】

[1] 微烦："微"非"微薄"之"微"，乃"幽微"之"微"。微烦云者，郁闷之烦也。身热显而烦则悔，此多生误会用大下之故也。

【重订】"微烦者"，应是"微烦而溏者"。

【梁按】原有身热微烦，丸药大下之，而身热不为大下而去，微烦不解，并因丸药稽留性增见便溏。新旧并及，标本兼顾，栀子配干姜以主之。

凡用栀子汤，病人旧微溏者，不可与服之。（75）【赵

本81】

【要旨】此乃从反面补充前例便溏而用栀子豉汤之故。

【梁按】"旧微溏"是素患慢性泄泻之谓，示肠寒也，而第74条所述之溏泄由于药物引起，且属急性，不忌之，并又配以干姜，足以匹配矣。

以上是继发证第三组——栀子豉汤证。

继发证之四——真武汤证

太阳病发汗，汗出不解，其人仍发热，心下悸，头眩，身瞤动[1]，振振欲擗地[2]者，真武汤主之。(76)【赵本82】

[1] 身瞤动：身上肌肉无定位地跳动。

[2] 振振欲擗地：身震掉，有站立不稳、欲倒仆之势也。

【要旨】本条为汗证不可发汗之开端。

【梁按】第76条明提"太阳病"，太阳病原则要发汗，不期发汗则病不解，其人仍发热，而且主证是"心下悸，头眩，身瞤动，振振欲擗地"，或者说"悸、眩、瞤、振"是本，发热是标，即真武汤治其本，则标可以赅矣。

咽喉干燥者，不可发汗。【赵本 83】

淋家不可发汗，发汗必便血。【赵本 84】

疮家虽身疼痛，不可发汗，汗出则痉。【赵本 85】

衄家不可发汗，汗出必额上陷，脉急紧，直视不能眴（瞬），不得眠。【赵本 86】

亡血家不可发汗，发汗则寒栗而振。【赵本 87】

汗家重发汗，必恍惚心乱，小便已阴疼，与禹余粮丸。【赵本 88】

病人有寒，复发汗，胃中冷，必吐蛔（逆）。【赵本 89】

【重订】以上是第 76 条"汗出不解"的衍附。

本发汗，而复下之，此为逆也；若先发汗，治不为逆。本先下之，而反汗之，为逆；若先下之，治不为逆。【赵本 90】

【重订】此条是下条旁衍之文。

伤寒，医下之，续得下利，清谷不止，身疼痛者，急当救里；后身疼痛，清便自调者，急当救表。救里宜四逆汤；救表宜桂枝汤。(77)【赵本 91】

病发热头痛，脉反沉，若不差，身体疼痛，当救其里。宜四逆汤。(78)【赵本 92】

【梁按】第77条是治疗造成后遗证的。"医下之，续得下利，清谷不止"，虽然有表证之"身疼痛"，此时急当救里，后治身疼痛。若违反此原则，先以"身疼痛"为务，给予发汗法，不特身疼不能除，而整体证必然跟着恶化。当然，即使是医反下而结果"清便自调者"，或先经救里，里已愈而仅仅身疼痛之表证，则又急当救表。不可缓，缓恐表气衰竭又多事矣。救里宜四逆汤；救表宜桂枝汤。这倒是随证逐机，为临证一个头等重要法则。表里缓急不可倒施。

第78条，病发热头痛，是外证，脉当浮；病之愈，脉不浮矣。今脉反沉，决其病机在里，虽然其证"若不差，身体疼痛"，勿以外为务，当救其里。宜四逆汤。第77条是表里证，各急其所急；第78条表证里脉，却只当救其里，此先机之法则也。

以上三条（第76～78条），明明有表证而不可发汗治表，为临诊最常遭遇的事例，学者最宜留意焉。

太阳病，先下而不愈，因复发汗，以此表里俱虚，其人因致冒，冒家汗出自愈。所以然者，汗出表和故也。里未和，然后复下之。(79)【赵本93】

【梁按】本条意义，谓有表里证，不可先下复汗，宜先汗治表，表治里未和然后复下之不迟。惜文字写得尴尬，盖后人所附也。

太阳病未解，脉阴阳俱停，必先振栗汗出而解。但阳脉微者，先汗出而解，但阴脉微者，下之而解。若欲下之，宜调胃承气汤。【赵本94】

【梁按】"停"字无可解，"脉微""汗解""下解"不可通。又云"若欲下之"句，均不似仲景句。为附衍之文。

太阳病，发热汗出者，此为荣弱卫强，故使汗出，欲救邪风者，宜桂枝汤。【赵本95】

【梁按】"欲救邪风"句，非仲景语。为附衍之文。
以上是继发证第四组——真武汤证。

继发证之五——柴胡证

伤寒五六日中风，往来寒热[1]，胸胁苦满[2]，嘿嘿不欲饮食，心烦喜呕，或胸中烦而不呕，或渴，或腹中痛，或胁下痞硬，或心下悸、小便不利，或不渴、身有微热，或咳者，小柴胡汤主之。(80)【赵本96】
血弱气尽，腠理开，邪气因入，与正气相抟，结于胁

下，正邪分争，往来寒热，休作有时，嘿嘿不欲饮食，藏府相连，其痛必下，邪高痛下，故使呕也，小柴胡汤主之。【赵本97】

[1] 往来寒热：恶寒时不知热，发热时不知寒。

[2] 胸胁苦满："满"与"懑"通，犹闷也。苦犹困也。闷而曰苦，懑之甚也。闷之集处在胸胁间，即肋骨弓下也。如诉苦懑，以指头按压肋骨弓下必急紧，稍强力压之，患者必难受。

【要旨】第80条是继发证第五组——柴胡证之开端。赵本第97条前半条是后人所附，或自己的体会，或他书有如此之文，遂附录之于第80条下矣。

【梁按】过去解释小柴胡汤证是少阳病。仲景不详之于少阳篇而厕于此，且不露少阳字面，其义作继发证论。曰"伤寒五六日"，是概外感五六日才出现"中风"症状。此之所谓中风，即指下文症状耳。"往来寒热，胸胁苦满，嘿嘿不欲饮食，心烦喜呕"四症，有时可能连并出现，有时或二三症而已，不必俱全。其余或症，是伴随前四主症而生，或此或彼，似多变幻，仲圣教人勿迷惑之，总一小柴胡汤主之。

服柴胡汤已，渴者，属阳明，以法治之。(81)【赵本97】

【要旨】本条是言柴胡一方面愈病，另一方面能转病机。

【梁按】本条是言柴胡证服柴胡汤已，柴胡证或愈或有转变渴的。这种渴属阳明法治之。说明了此非病之恶化，乃病机之自然，是一种变而定的机转，盖阳明不复传也。

得病六七日，脉迟浮弱，恶风寒，手足温，医二三下之，不能食，而胁下满痛，面目及身黄，颈项强，小便难者，与柴胡汤，后必下重。（82）【赵本98】

本渴饮水而呕者，柴胡汤不中与也，食谷者哕。（83）【赵本98】

【重订】这里旧作一条，愚以为应分述之。"食谷者哕"颇近吴茱萸汤证或旋覆花代赭石汤证，然此句恐是衍文。

【要旨】第82条言柴胡对非柴胡证（类柴胡证）有后遗作用。第83条"呕"虽似柴胡证，但由于渴饮而致的，非柴胡证，柴胡汤不中与之。不中与者，不中用也。然或误用，也不致如第82条有后遗证矣。

病理方面的简释：第80条柴胡证是三焦热病；第81条病由三焦转属阳明病；第82条今时急性黄疸型肝炎近似之；第83条是属水逆五苓散证。

伤寒四五日[1]，身热恶风[2]，颈项强，胁下满[3]，手

足温而渴[4]者，小柴胡汤主之。（84）【赵本 99】

[1] 伤寒四五日：前条曰（第 82 条）"得病六七日"，示不见外感之前兆；此曰"伤寒"，示属外感和有征兆也。"四五日"，示有酝酿也。

[2] 身热恶风：不提头痛等候，示非太阳病也；也非恶热汗出，另于阳明外证也。

[3] 颈项强，胁下满："颈项强"一症，有谓三阳合病，有谓阳明证，见于葛根汤云云。然"颈项"与"项背"异，"项背"指"后廉"，属太阳经；"颈项"指"侧旁"，属少阳经，即耳垂下颌角以下，亦即胸锁乳突肌部分。此与"胁下满"并提，有以也。由于胁下满，上延于侧颈，形成强而不柔，与葛根汤证之"项背强几几"应予鉴别。

[4] 手足温而渴：示与一般他觉性的发热不同，乃病者自觉手足发燃内热，所以可与"身热"同见而异状。阳明病手足壮热，蒸热而渴，此手足温而渴，正为小柴胡汤主要目标之一。

【要旨】上两条（第 82、83 条）是类柴胡证，本条再论正柴胡证。

【梁按】本条承第 82、83 条，举正证以形类证之非。讨论小柴胡汤证至此已告段落。下文四条（第 85~88 条），愚以为乃后人所附。然此所附，极为有用，是好的，值得参考，与其他附衍之文异。

伤寒，阳脉涩，阴脉弦，法当腹中急痛，先与小建中汤，不差者，小柴胡汤主之。（85）【赵本100】

【梁按】此言腹中急痛，有建中、小柴两证。

伤寒中风，有柴胡证，但见一证便是，不必悉具。（86）【赵本101】

【梁按】此言小柴胡乃神妙方药，附者之极有见地、极有心得之言也。

凡柴胡汤病证而下之，若柴胡证不罢者，复与柴胡汤，必蒸蒸而振，却复发热汗出而解。（87）【赵本101】

【梁按】此言柴胡有振复抗力之谓，事实有之。

伤寒二三日，心中悸而烦者，小建中汤主之。（88）【赵本102】

【梁按】第85条是附记在先，本条附记在后，企图补充第85条小建中汤之所主，供参考耳。

太阳病，过经十余日，反二三下之，后四五日，柴胡证仍在者，先与小柴胡。呕不止，心下急，郁郁微烦者，为未解也，与大柴胡汤，下之则愈。（89）【赵本103】

伤寒十三日不解，胸胁满而呕，日晡所发潮热，已而微利，此本柴胡证，下之以不得利，今反利者，知医以丸药下之，此非其治也。潮热者，实也，先宜服小柴胡汤以解外，后以柴胡加芒硝汤主之。（90）【赵本104】

【梁按】此两条均系补小柴胡未及之法。实亦随证逐机，示人以活法矣。

柴胡证比之麻桂证为后发，一般须五六天才有之，相对而言亦属太阳病之继发证。

以上是继发证第五组——柴胡证。

继发证之六——错杂性谵狂烦惊

伤寒十三日，过经谵语者，以有热也，当以汤下之。若小便利者，大便当硬，而反下利，脉调和者，知医以丸药下之，非其治也。若自下利者，脉当微厥，今反和者，此为内实也，调胃承气汤主之。（91）【赵本105】

【梁按】这条是说日久过经，谵语而又下利的参差矛盾错杂病情的似虚本实的辨治。本来"伤寒十三日，过经谵语"是很普通的病情，唯在兼见下利，所以辨之而治之。过经谵语本是热，而此下利，考实非原发所有，乃丸下使然。

太阳病不解，热结膀胱，其人如狂[1]，血自下，下者愈。其外不解者，尚未可攻，当先解其外；外解已，但少腹急结者，乃可攻之，宜桃核承气汤。(92)【赵本106】

[1] 如狂：一般解作似乎是狂，非真狂。非也！"如"字非相似之"如"，乃"如果"之义。

【梁按】这条是说，有一种"太阳病不解，热结膀胱"病证，病情最为参差，治法应知步骤。首先，其人如果发狂，血又自动下泄的话，原则上，根本上要下法、攻法，然后才能治愈。但要知道太阳病外证，如发热等不解的话，尚未可攻。当先解除外证，待外解已毕，没有外证牵制，但少腹急结，这时候乃可攻之。攻之用什么方药？宜桃核承气汤。总的说，本例有外证、发狂、下血、少腹急结等错杂病状，原则上先解外乃攻其狂、结。此之"血自下"，是病欲突围之兆，为血证之征。与精神症状——"狂"结合出现的"血自下"，其病理为郁血、瘀血、血毒、血热，临床所赅甚广，如痈疽、疮疡、癣疥、龋齿、赤眼、妇人积瘀（闭经、经痛）等，运用本方能收意外奇效。进一步说明此种血病，要有动摇性、上冲性，而非寒性、虚性的，才属适应。然可加减配合善用之，如可加附子、当归等，或去硝减大黄用之。

伤寒八九日，下之，胸满烦惊，小便不利，谵语，一身尽重，不可转侧者，柴胡加龙骨牡蛎汤主之。（93）【赵本107】

【梁按】本例跟前两例也容易使人怀疑莫测其所以然。盖病情也是奇怪错杂的。原来作外感情状八九日，下之，本谓下去其病热，不期却出现"胸满烦惊，小便不利，谵语，一身尽重，不可转侧"等参差复杂、殊不归一的病态。然而归根结底，柴胡加龙骨牡蛎汤能解决这类病。

这种病，外感八九日没有好，早因本病机潜伏纠缠，外感病不能好，因而超越"阳七阴六"的病愈指标。其所以下之，一方面病缠八九日，病机似已转属里实；另一方面，本病之欲发，已露苗头，作可下的情态，此所以一般医者，不免使用下法。下之，不是原则上错误，只促病之暴露而已。经验说明，此种病原属一种"痫"，也是一种脑性病变。

本病如此典型症状齐备，虽或不多见。但本方证却是经常遭遇的。总之，患者经常自感心中别是一种懑闷烦苦，易生惊惧，是其主证。同时自感小便不利，其实尿管运动障碍。"谵语"，有所异乎热病的谵语，此指一种精神病态中不正常言语耳。"一身尽重，不可转侧"，此属精神连及运动障碍，身重到"不可转侧"，全是精神作用，非机械性功能障碍。分析起来实是一种"精神病"，以外感情状为前驱，以"下之"而促发。柴胡加龙骨牡蛎汤对这类精神病有广泛性统治性的神妙功能。逐机活法，固为临诊之不可少，而持重用方，亦属本病之必要。余运用本方治疗经过精神病院长期治不好的"精神病"，有不少获得奇效的例子，学者珍之。见拙著《经方徵验录》（未出版）。

伤寒，腹满谵语，寸口脉浮而紧，此肝乘脾也，名曰纵，刺期门。【赵本 108】

伤寒发热，啬啬恶寒，大渴欲饮水，其腹必满，自汗出，小便利，其病欲解，此肝乘肺也，名曰横，刺期门。【赵本 109】

【重订】以上两条是后人附加的，现实意义不大，不录不释。

太阳病，二日反躁，反熨其背，而大汗出，大热入胃，胃中水竭，躁烦必发谵语。十余日振栗自下利者，此为欲解也。故其汗从腰以下不得汗，欲小便不得，反呕，欲失溲，足下恶风，大便硬，小便当数，而反不数，及不多，大便已，头卓然而痛，其人足心必热，谷气下流故也。【赵太阳病中风，以火劫发汗，邪风被火热，血气流溢，失其常度。两阳相熏灼，其身发黄。阳盛则欲衄，阴虚小便难。阴阳俱虚竭，身体则枯燥，但头汗出，剂颈而还，腹满微喘，口干咽烂，或不大便，久则谵语，甚者至哕，手足躁扰，捻衣摸床。小便利者，其人可治。【赵本 111】

伤寒脉浮，医以火迫劫之，亡阳必惊狂，卧起不安者，桂枝去芍药加蜀漆牡蛎龙骨救逆汤主之。（94）【赵本 112】

【重订】本条（第 94 条）前有两条文，一是说"熨其背"，结果"谷气下流"云云。一是说"中风，以火劫发汗"恶化，结论"小便利者，其人可治"云云。此两条是附聚本条，不释不录之。

【梁按】本条"伤寒脉浮"已是阳病，"医以火迫劫之"，火以益阳，常例当热极阳盛，"亡阳"证（"亡"与"无"通）表现时，必是惊狂，卧起不安。阳盛是顺，无阳是逆。桂枝去芍药加蜀漆牡蛎龙骨，目的在救此逆，特称本方为救逆汤以主之。

病之转变，病之继发，竟出常例之外。此种"惊狂"，自异常例。旧注"亡阳"，直作丧失阳气，果然的话，何以不用回阳之温剂？此可悟其非矣。

以上是继发证第六组——错杂性谵狂烦惊。

继发证之七——火治后遗惊狂、奔豚、烦躁

形作伤寒，其脉不弦紧而弱。弱者必渴，被火必谵语。弱者发热脉浮，解之当汗出愈。【赵本113】

太阳病，以火熏之，不得汗，其人必躁，到经不解，必清血，名为火邪。【赵本114】

脉浮热甚，而反灸之，此为实，实以虚治，因火而动，必咽燥吐血。【赵本115】

微数之脉，慎不可灸，因火为邪，则为烦逆，追虚逐实，血散脉中，火气虽微，内攻有力，焦骨伤筋，血难复也。脉浮，宜以汗解，用火灸之，邪无从出，因火而盛，病从腰以下，必重而痹，名火逆也。欲自解者，必当先烦，烦乃有汗而解。何以知之？脉浮故知汗出解。【赵本116】

【重订】上列四条均为附文，不释。

烧针令其汗，针处被寒，核起而赤者，必发奔豚。气从少腹上冲心者，灸其核上各一壮，与桂枝加桂汤，（更加桂二两也）。（95）【赵本117】

【重订】"更加桂二两也"句，是后人之注文，误入正文。

【梁按】"烧针令其汗，针处被寒"，是说病发之因。针处"核起而赤"，为发奔豚之前兆，亦奔豚诊治之重要所在。"气从少腹上冲心"，是言此所谓"奔豚"之症状。"灸其核上各一壮"，非徒治核赤，实亦治乎奔豚之机。桂枝加桂汤与灸核并肩作战，不能独称功而忽视灸核之能也。

（火逆下之，）因烧针烦躁者，桂枝甘草龙骨牡蛎汤主之。（96）【赵本118】

【重订】"火逆下之"四字是衍文。

【梁按】前例是烧针发奔豚，本例是烧针发烦躁。同因异果，故相并论及。奔豚是腹部血管神经证，烦躁是脑神证。明此则方药亦因而得明矣。

太阳伤寒者，加温针必惊也。【赵本119】

【重订】此条亦属附入之文。

【梁按】以上两条作一组（第七组），命名为"火治后遗惊狂、奔豚、烦躁"。

继发证之八——血证、发狂、硬满

太阳病，当恶寒发热，今自汗出，反不恶寒发热，关上脉细数者，以医吐之过也。一二日吐之者，腹中饥，口不能食；三四日吐之者，不喜糜粥，欲食冷食，朝食暮吐。以医吐之所致也，此为小逆。【赵本120】

太阳病吐之，但太阳病当恶寒，今反不恶寒，不欲近衣，此为吐之内烦也。【赵本121】

病人脉数，数为热，当消谷引食，而反吐者，此以发汗，令阳气微，膈气虚，脉乃数也。数为客热，不能消谷，以胃中虚冷，故吐也。【赵本122】

太阳病，过经十余日，心下温温欲吐，而胸中痛，大便反溏，腹微满，郁郁微烦。先此时自极吐下者，与调胃承气汤。若不尔者，不可与。但欲呕，胸中痛，微溏者，此非柴胡证，以呕故知极吐下也。【赵本123】

【重订】上列四条讨论吐的参差情状，而欲附于第97条之前，自成一组，但不合文例，作衍文论，不释。

太阳病六七日，表证仍在，脉微而沉，反不结胸，其人发狂者，以热在下焦，少腹当硬满，小便自利者，下血

乃愈。所以然者，以太阳随经，瘀热在里故也。抵当汤[1]主之。(97)【赵本124】

[1] 抵当汤：方中有水蛭，别名"抵掌"，故方名应是"抵掌汤"。下同。

【要旨】本条也是一种异常的病证，仲景教人辨证的法则。

【梁按】"太阳病六七日，表证仍在，脉微而沉，反不结胸，其人发狂"为病之因素和正反面。"以热在下焦，少腹当硬满"，此解释病理和决诊之腹证。"小便自利者，下血乃愈"，根据前述过程、脉证和腹证，排除蓄水，肯定血证，提出治疗原则也。"所以然者，以太阳随经，瘀热在里故也"，此属解释病理言。"抵当汤主之"乃"下血乃愈"的具体方药。"脉微而沉，反不结胸"，意为表证而出现这种脉象，一般常例多为结胸证。今不结胸，故加一"反"字，以示其异常也。"有表证，脉微而沉，发狂，少腹硬满，小便自利"，是本病的具体脉证。

太阳病身黄，脉沉结，少腹硬，小便不利者，为无血也。小便自利，其人如狂者，血证谛也，抵当汤主之。(98)【赵本125】

【梁按】"太阳病身黄，脉沉结，少腹硬"，为血证与无血证之歧。"小便不利者"，为决诊无血证之条件；"小便自利"加上"如狂"，乃血证之决诊条件。"如狂"二字释见桃仁承气汤条。病为蓄血发狂，故如上例，抵当汤主之。

伤寒有热，少腹满，应小便不利，今反利者，为有血也，当下之，不可余药，宜抵当丸。(99)【赵本126】

【梁按】蓄血证，如前两例，病情比较显明，本例比较隐晦，而病伏不弱于前两例，其将演变，恐有甚焉！故曰"当下之，不可余药，宜抵当丸"。"余药"，犹云他种药物。抵当丸是把药的实质一起服食，效果比汤药或缓而效力持久，此潜伏性病之药法也。有潜移默化之功，彻土绸缪之。

"伤寒有热，少腹满"，常例多数是蓄水证，果为则小便不利，今反利，知非水也，结合"少腹满"，故决诊为"有血"，证虽似减，病机不测，以"有血"故，故曰"当下之"，下者下其血也。然以病隐机深，非他药所能克治，故曰"不可余药，宜抵当丸"。

太阳病，小便利者，以饮水多，必心下悸；小便少者，必苦里急也。【赵本127】

【重订】此乃承上三例有少腹满，小便利与不利的关系，今附类证，以资类辨，然亦属衍文也。

【梁按】以上三条作为血证、发狂、硬满的一组读，为第八组。

辨太阳病脉证并治下

结胸

问曰：病有结胸，有脏结，其状何如？答曰：按之痛，寸脉浮，关脉沉，名曰结胸也。【赵本128】

何谓脏结？答曰：如结胸状，饮食如故，时时下利，寸脉浮，关脉小细沉紧，名曰脏结。舌上白胎滑者，难治。【赵本129】

脏结无阳证，不往来寒热，其人反静，舌上胎滑者，不可攻也。【赵本130】

病发于阳，而反下之，热入因作结胸；病发于阴，而反下之，因作痞也。所以成结胸者，以下之太早故也。【赵本131】

【**重订**】此三条半均属后人附加，意图补充结胸组的绪言，无大意义。

结胸者，项亦强，如柔痉状，下之则和，宜大陷胸丸。（100）【赵本131】

【**要旨**】本条所记，乃原发性结胸证。

【**梁按**】"结胸者，项亦强"谓不仅胸硬，且项亦强而不柔也，但此项强仅如柔痉状，只作牵引状而非太阳病之项强也。"下之则和，宜大陷胸丸"中"和"字对结胸之硬及项之强言，犹言下之则胸项证均消失矣。大陷胸丸乃"下之则和"之具体方药也。

结胸证，其脉浮大者，不可下，下之则死。【赵本132】
结胸证悉具，烦躁者亦死。【赵本133】

【**梁按**】此两条，亦意图补充本条，以"下之则和"与"下之则死"之脉证互说明，虽值得参考，究属余事。

太阳病，脉浮而动数，（浮则为风，数则为热，动则为痛，数则为虚。）头痛发热，微盗汗出，而反恶寒者，表未解也。医反下之，动数变迟，膈内拒痛，（胃中空虚，客气动膈，短气躁烦，心中懊憹，）阳气内陷，心下因硬，则为

结胸，大陷胸汤主之。若不结胸，但头汗出，余处无汗，剂颈而还，小便不利，身必发黄[1]。（101）【赵本134】

[1] 发黄：示临诊当随证论治。此以转变发黄，以转变结胸，均因"医反下之"所继发。

【重订】"浮则为风……数则为虚"句是旁注误入正文；"胃中空虚……心中懊憹"句是他处错落于此的。去此二段，文意才清晰。

【要旨】与前条对看，本条是说继发性结胸。

伤寒六七日，结胸热实，脉沉而紧，心下痛，按之石硬者，大陷胸汤主之。寒实结胸，无热证者，与三物小陷胸汤。白散亦可服。（102）【赵本135、赵本141后半段】

【重订】赵本第141条后半段"寒实结胸……白散亦可服"，旧本误落于后数条中，今移复之。

【要旨】盖本组文例，前条是结胸与发黄并述，本条是结胸热实与寒实结胸对写也。以寒实结胸为参，则结胸热实益明。以下各条亦均为两证夹写，可互证矣。

伤寒十余日，热结在里，复往来寒热者，与大柴胡汤。但结胸，无大热者，此为水结在胸胁也。但头微汗出者，大陷胸汤主之。（103）【赵本136】

【梁按】此以大柴胡汤之寒热，以形结胸之无大热，则自易了。

太阳病，重发汗而复下之，不大便五六日，舌上燥而渴，日晡所小有潮热，从心下至少腹硬满，而痛不可近者，大陷胸汤主之。小结胸病，正在心下，按之则痛，脉浮滑者，小陷胸汤主之。（104）【赵本137、138】

【要旨】此以结胸以明小结胸之证情。

太阳病，二三日，不能卧，但欲起，心下必结，脉微弱者，此本有寒分也。反下之，若利止，必作结胸；未止者，四日复下之，此作协热利也。（105）【赵本139】

【要旨】此以"作结胸"与"作协热利"夹论。

太阳病，下之，其脉促，不结胸者，此为欲解也。脉浮者，必结胸。脉紧者，必咽痛。脉弦者，必两胁拘急。脉细数者，头痛未止。脉沉紧者，必欲呕。脉沉滑者，协热利。脉浮滑者，必下血。【赵本140】

【要旨】赵本小结胸条后的两条，难作仲圣文看也。此以不结胸与必结胸对写而又并及其他，乃从脉诊测定之。

　　病在阳，应以汗解之，反以冷水潠之，若灌之，其热被劫不得去，弥更益烦，肉上粟起，意欲饮水，反不渴者，服文蛤散；若不差者，与五苓散。身热，皮粟不解，欲引衣自覆，若以水潠之，洗之，益令热却不得出，当汗而不汗则烦。假令汗出已，腹中痛，与芍药三两，如上法。（106）【赵本141】

　　【重订】赵本将本条错落在白散方服法中。今抽录之，与前条作归类看。

　　【梁按】前一例，是误以水治法治应汗之阳病而造成"肉上粟起"与"意渴证"。后一例是说，原已是"身热，皮粟不解"，水治法益甚，得"汗出已"而转为"腹中痛"证。唯"与芍药三两，如上法"句无所承。总的来说，两例均似后人所附也。最显明的，此之前是讨论陷胸汤证，而此之后，则又讨论如结胸证，而忽插入此"皮粟"两例，甚不合于编次例也。然此条仍值得学者参考耳。

小结

　　1. 先述原发的结胸证"下之则和"之治；即附论结胸误下则死及不治死证之结胸。

2. 次述"表未解反下之"的继发性结胸证，也可发生不结胸而有"发黄"之变。

3. 次以结胸热实对述，以明寒实结胸证治。

4. 次以热结在里之大柴胡汤证，对述结胸无大热的水结胸胁证治。

5. 次以太阳病汗下都不能遏制的大陷胸汤证，以明小结胸证。

以上五证，总以结胸、陷胸汤证为核心，以别证比对，示人类证鉴别法则也。大体来说，大陷胸汤证包括肠间热实及胸腹膜间炎性积液之病。以脏象归纳分析之，总以腬膜（肠系膜，作解剖名词时写作"腬"，作中医概念时，如"三焦"，用"焦"）充血发炎渗润形成所谓痰水郁结之病机。不过有种种成因，而治不出大陷胸汤范畴耳。其间大陷胸丸似比大陷胸汤更多逐水药，但作丸剂煮服，可包括陈久性的证治。小陷胸汤证，则病灶固小而病理也轻，不过胸腹膜肌间有充血发炎而起黏液蓄积耳。但小陷胸汤之应用则较常也。大陷胸丸汤证则较少遇，若有之，则又非此大药不克治也。学者宜深究焉。以上作结胸组看。

太、少并病

太阳与少阳并病，头项强痛，或眩冒，时如结胸，心下痞硬者，当刺大椎[1]第一间、肺俞、肝俞，慎不可发汗；发汗则谵语，脉弦，五日谵语不止，当刺期门。（107）【赵本142】

[1] 大椎：大椎取穴法有二：一谓第一个胸椎之下；一谓第一个胸椎之上。仲景法取第一个胸椎之上，故云"大椎第一间"也。此穴乃手足三阳、督脉之会，刺之能通之也。盖阴病引阳，从阳引阴，此刺肺俞、肝俞之义也。期门乃肝经之募穴，刺之能调整神魂之司，所主甚广也。

【要旨】本例与前组对照看，前是论结胸，此则可以说是如结胸证。其实是论太阳与少阳并病。

【梁按】并者，非"并而为一"之并，非"并吞六国"之并，"并而为一"则等于"合病"矣。盖此所谓并，乃"诸侯并起"之并，太阳与少阳并起为病之谓也。由于两者并病，其症状乃为错杂，然两者之界线亦甚显明，如"头项强痛"则属太阳，"眩冒，时如结胸，心下痞硬"则属少阳是也。虽有太阳证，但少阳并起，虽云并起，病是整体，不能截然划分，治疗不能孤立对付，又当另出手法，故曰"当刺大椎第一间、肺俞、肝俞，慎不可发汗"，不懂这个，给予发汗，则激动支配神魂之官，产生谵语，使其脉弦，五日时间已过，神魂还不复定，谵语不止，又非如阳明之比，当刺期门。盖期门乃管领神魂的肝经之募穴故也。

本条文，先提出"太阳与少阳并病"七字，不啻把病机证候已作提纲挈领的揭示。继而详述症状，指出适宜的针刺疗法，告诫不可施用发汗法。而人们不懂这种并病宜忌，误犯发汗之忌，乃揭出犯误的变证和脉诊。也不啻说明了病变的病理机转，并说明一般经过五日，这种谵语自止，如已到当自恢复之期而不自复，又指出补救方法即"当刺期门"。"当刺期门"云者，又不啻示人以病理矣。互文见义，本论恒多用此笔法。

本例病证并非罕见，奈市医者多不识本病，又不习经络针灸术，不管何病脉诊，只循例挥写药物作为处方，即使不犯发汗之戒，药治却也无益。而仲景于此，不示药治，而只揭"当刺"云云，可悟药物对此难得恰当，不如针刺直接、简便而有卓效也。

妇人中风、伤寒

妇人中风，发热恶寒，经水适来，得之七八日，热除而脉迟身凉，胸胁下满，如结胸状，谵语者，此为热入血室也。当刺期门，随其实而取之[1]。（108）【赵本143】

妇人中风，七八日续得寒热，发作有时，经水适断者，此为热入血室，其血必结，故使如疟状，发作有时，小柴胡汤主之。（109）【赵本144】

妇人伤寒，发热，经水适来，昼日明了，暮则谵语，如见鬼状者，此为热入血室，无犯胃气，及上（下）二焦[2]，必自愈。（110）【赵本145】

[1] 刺期门，随其实而取之：旧注解称其无实践意义，其实是属取穴法则，见下文。

[2] 无犯胃气，及上（下）二焦：旧注解认为是治疗法则。与"必自愈"不协调，即不合于逻辑。此与上条"热入血室，其血必结"同文例。"无犯"云云者，指虽热入血室，病势"无犯胃气，及上（下）二焦"，所以"必自愈"。病势无犯胃气，虽谵语，但非胃气不和胃实之比；无犯上下二焦，虽如见鬼状，非上焦神志妄起及下焦蓄血之比，既非胃气，及上下二焦之病理，言外之意，可以今时口吻补充之曰：此乃月经期内分泌一时兴奋影响脑神而已，一过此冲动时间，必然悠然自告平息也。此见仲景之科学性也。

【要旨】前例是并病，是太阳与少阳并病。兹妇人三例，也可以说是并病，盖述发热与经水相关的机制，因均称为"热入血室"。

【梁按】第108条，"妇人中风，发热恶寒"，经水适与中风发热齐发，一方面发热，一方面经行，得之七八日了。虽"热除而脉迟身凉"，可是"胸胁下满，如结胸状，谵语者"，总其病机，此为热入血室也，明因审证知其所涉，当刺期门。唯这病的期门穴，移动性很大，盖因病理关系，非同身寸法所能确定，于穴之区域上，触按找寻其实处而取之，乃中其的。

第 109 条，"妇人中风，七八日续得寒热，发作有时"，与原发的中风发热恶寒症状殊异了，为何？追查原因，知当中风七八日间，经水当期，热入于血室，故经水虽行未尽而适断。热入血室，其血必结，故发热如疟状，发作有时。前例热入血室，牵涉胸胁腠膜气机，即虽扰动神魂而无血结之实质病变，故刺期门，诱导相关组织，使所并入之热消散，则病可愈。今血结将奈何？小柴胡汤主之。此外还有一式。

第 110 条，妇人伤寒发热，经水适与发热俱来。要知经水之行，神志机制亦协助达成生理任务。今居然"昼日明了，暮则谵语，如见鬼状"，但没有其他伴发证。此为热入血室，但无侵犯胃气，及上下二焦。要知经水之行，神志机制亦参与协助，故此种谵语只一时内分泌影响，神志激动而已，毋烦针药，恐针药反增恶化，归根结底，月经有周期性，过了这段冲动性时间，必自愈。

柴胡证之变局

伤寒六七日，发热，微恶寒，支节烦疼，微呕，心下

揣^[1]（支）结，外证未去者，柴胡桂枝汤主之。（111）
【赵本146】

伤寒五六日，已发汗而复下之，胸胁满微结，小便不利，渴而不呕，但头汗出，往来寒热，心烦者，此为未解也，柴胡桂枝干姜汤主之。（112）【赵本147】

伤寒五六日，头汗出，微恶寒，手足冷，心下满，口不欲食，大便硬，脉细者，此为阳微结^[2]，必有表，复有里也，（脉沉亦在里也。汗出为阳微，假令纯阴结，不得复有外证，悉入在里，此为半在里半在外也。脉虽沉紧，不得为少阴病。所以然者，阴不得有汗，今头汗出，故知非少阴也，）可与小柴胡汤。设不了了者，得屎而解。（113）【赵本148】

伤寒五六日，呕而发热者，柴胡汤证具，而以他药下之，柴胡证仍在者，复与柴胡汤。此虽已下之，不为逆，必蒸蒸而振，却发热汗出而解。若心下满而硬痛者，此为结胸也，大陷胸汤主之。但满而不痛者，此为痞，柴胡不中与之，宜半夏泻心汤。（114）【赵本149】

[1] 揣：是"本"字，后人取简以"支"字代之。"心下支结"知为"心下揣结"，实践腹诊，则症状不难明确了。

[2] 阳微结：三字是古医术语，是仲景作为解释病机病理语。在今日以意会之可也。

【重订】原文在"复有里也"下边，有一长句"脉沉亦在里也……故知非少阴也"，余认为是后人旁注，目的在欲辨明本病的矛盾现象矣，误入正文也。

【要旨】这四条亦可说是柴胡证之并病，实是柴胡证之变局。总括之，第 111 条是继发柴胡证而原发外证不去；第 112 条，柴胡证虽汗复下而不解；第 113 条之"阳微结"是柴胡证之变局；第 114 条是柴胡证之转变。如此比对较量而易知其所以也。

【梁按】第 111 条，伤寒（犹云外感，下同），没有经过什么治疗，六七日，证候是"发热，微恶寒，支节烦疼，微呕，心下撑（支）结"。总评一句，虽成柴胡证而外证未去者，柴胡桂枝汤主之。本例可说原发六七日，自变柴胡证而外证未去者。

第 112 条，"伤寒五六日，已发汗而复下之"，是说表里已攻过，可以理解为已非表证与里证。可现证是"胸胁满微结，小便不利，渴而不呕，但头汗出，往来寒热，心烦"，虽经过汗下，此为未解也。说明了，这病非汗下所能解决，将如何？柴胡桂枝干姜汤主之。尤其要说明的是，本例也是原发，五六日时，即使汗而复下，都不能解决。非汗下所能促成也。有人说这方是从小柴胡汤加减化裁而成，所主之证亦凑成云，此真岂有此理！

第 113 条，伤寒五六日，证见"头汗出，微恶寒，手足冷，心下满，口不欲食，大便硬，脉细"等，证诚蹊跷，实此为"阳微结"。由于这样，所以必有表复有里也。将如何？"可与小柴胡汤。设不了了者，得屎而解。"此种病证，曾尝遇之，医者议寒议热，疑虚疑实，治多不当，可与小柴胡汤。"设不了了者，得屎而解"，不啻云端指示矣。

第114条，"伤寒五六日，呕而发热者，柴胡汤证具，而以他药下之，柴胡证仍在者，复与柴胡汤。此虽已下之，不为逆，必蒸蒸而振，却发热汗出而解"，这是柴胡证虽下不变；"若心下满而硬痛者，此为结胸也，大陷胸汤主之。但满而不痛者，此为痞，柴胡不中与之，宜半夏泻心汤。"此因下而变，亦有两歧：一结胸、一为痞，结胸与原发柴胡证歧异易分，痞与原发柴胡证歧异易蒙。用结胸心下满而硬痛，以形痞之但心下满而不硬痛，则临床鉴别自有把握矣。

十枣汤证

太阳中风，下利呕逆，表解者，乃可攻之[1]。其人漐漐汗出，发作有时，头痛，心下痞硬满，引胁下痛，干呕短气，汗出不恶寒者，此表解里未和也。十枣汤主之。（115）【赵本152】

[1] 太阳中风，下利呕逆，表解者，乃可攻之：旧文

"痞"作"之"，然则可攻者何事？知其字误也。此提出攻痞之第一关键，在"表解乃可攻痞"这一法则。下文乃具体描述病状与乎可攻之辨认，曰："其人漐漐汗出，发作有时，头痛，心下痞硬满，引胁下痛，干呕短气，汗出不恶寒者"，特释之"此表解里未和也"。如此之证，将何以为治？十枣汤主之。

【梁按】本例在《金匮要略·痰饮咳嗽病脉证并治》内被称为悬饮内痛，殆今时所谓湿性胸膜炎，或胸腔积液。往往以表证为前驱，继而表证去，本病暴露焉。由于悬饮之故，非十枣汤之峻攻饮邪于腠膜之间不为功也。用本方最宜遵法照服，不可造次，亦不可姑息为要。

本条之前，旧有两条，实宜作一条，其曰："太阳少阳并病，而反下之，成结胸，心下硬，下利不止，水浆不下，其人心烦。脉浮而紧，而复下之，紧反入里，则作痞，按之自濡，但气痞耳"（赵本150、151），附丽本条于此者，意图补充病之有气痞。惜乎术语太牵强耳，不释。

痞证

太阳病，医发汗，遂发热（不）恶寒[1]，因复下之，心下痞。（表里俱虚，阴阳气并竭，无阳则阴独[2]。）复加烧针，因胸烦，面色青黄，肤𫔭者，难治；今色微黄，手足温者，易愈。心下痞，按之濡，其脉关上浮者，大黄黄连泻心汤主之。心下痞，而复恶寒汗出者，附子泻心汤主之。(116)【赵本153、154、155】

[1] 遂发热（不）恶寒：旧文"遂发热恶寒"，不合逻辑，加一"不"字以复其本义，即应为"遂发热不恶寒"。

[2] 表里俱虚，阴阳气并竭，无阳则阴独：是三种旁注，曲解之，徒乱人意。

【重订】本例旧作三条，今合之作一串读之，乃头绪始清耳。

【梁按】"太阳病，医发汗，遂发热不恶寒"，一变也；由于发热不恶寒之故，因此，医复下之，心下痞，二变也；以其心下痞之故，医复加烧针，因此又增胸烦，病为三变矣。到此地步，患者面色青黄，肤𥌓者，预后不佳；今色微黄，手足温者，易愈之预断。进一步，不管其来因为何，掌握心下痞之情状，按之濡，其脉浮者，大黄黄连泻心汤主之。使此心下痞，而复恶寒汗出者，附子泻心汤主之。

二黄泻心汤证，是心下部充血而不夹水邪之痞也，使夹水邪则不濡而硬，脉沉矣。附子泻心汤证，是前证夹杂外围虚性兴奋，故复汗出恶寒，非表证也，故配附子增黄芩也。

本以下之，故心下痞。与泻心汤痞不解，其人渴而口燥（烦），小便不利者，五苓散主之。（117）【赵本156】

【重订】旧文句读不对，"故心下痞"后应是句号，"与泻心汤痞不解"应连续。"口燥烦"，"烦"字为衍文。

【要旨】"本以下之，故心下痞"，示痞之成因；"与泻心汤痞不解"示此之痞非如前例之病机矣；"其人渴而口燥，小便不利者，五苓散主之"，示人孤立一证，每犯错误，须综合分析，乃能定出正确方药也。此例可说蓄水之痞！

以上又作一组读。主要讨论痞有种种：悬饮之痞硬满痛；充血性之心下痞按之濡，并有兼汗出恶寒者；蓄水之痞兼有渴而口燥，小便不利，与泻心汤痞不解的特点，比对较量益显其意。下文则讨论痞硬之与胃肠症状的综合征。

伤寒，汗出解之后，胃中不和，心下痞硬，干噫食臭；胁下有水气，腹中雷鸣下利者，生姜泻心汤主之。（118）【赵本157】

【要旨】"伤寒，汗出解之后"，有一种继发证，第一总其病理为胃中不和，证见"心下痞硬，干噫食臭"；其次由于胁下有水气，呈现腹中雷鸣下利者。如此将如何？生姜泻心汤主之。本病今时所谓急性胃肠炎近似之。初期每以外感情状为先驱，汗出解后，乃显本病焉。

伤寒中风，医反下之，其人下利日数十行，谷不化，腹中雷鸣，心下痞硬而满，干呕心烦不得安。（医见心下痞，谓病不尽，复下之，其痞益甚，此非结热，但以胃中虚，客气上逆，故使硬也，）甘草泻心汤主之。（119）【赵本158】

【重订】"医见心下痞，谓病不尽，复下之，其痞益甚，此非结热，但以胃中虚，客气上逆，故使硬也"，是后人之旁注，记其所遭遇也。其解释痞硬之病理可作助谈也。

【要旨】前例是汗出解之后自动出现症状；本例伤寒中风，医反下之而转为本证，即由误治而生变证也。

【梁按】"下利日数十行，谷不化，腹中雷鸣"，可见肠之蠕动频频也。"心下痞硬而满，干呕"，此为胃腑症状。综合言之，似为胃肠炎至剧。然结合"心烦不得安"以推勘，殆今时所谓"神经性胃肠炎"也。半夏泻心汤特多用甘草易名甘草泻心汤。

伤寒服汤药，下利不止，心下痞硬，服泻心汤已，复以他药下之，利不止，医以理中与之，利益甚。理中者，理中焦，此利在下焦，赤石脂禹余粮汤主之。（复利不止者，当利其小便。）（120）【赵本159】

【重订】"复利不止者，当利其小便"，此后人补充语。

【要旨】前例之下利日数十行，与心下痞硬，同时并剧；本例则因治痞而致下利不止。

【梁按】"伤寒服汤药，下利不止"是本条文之总由，即本例之总提。由于服了汤药，造成下利不止。所谓汤药，即指下文泻心汤和下药也。其缘由为"心下痞硬，服泻心汤已，复以他药下之，利不止"，此即前两句之具体事实。"医以理中与之，利益甚"，此"利不止"后经过治疗反甚之谓。"理中者，理中焦，此利在下焦"，此解释理中之所以不效，并指出本病之病灶所在，将如何？赤石脂禹余粮汤主之。本病，近时所谓"直肠炎"近似之。中焦包括小肠，下焦包括直肠也。

伤寒吐下后，发汗，虚烦，脉甚微，八九日心下痞硬，胁下痛，气上冲咽喉，眩冒，经脉动惕者，久而成痿。【赵本160】

【梁按】此条恐他处错落于此者，上下失于连贯。该病近似于近时所谓"脊髓炎""脊髓痨"，惜未提出具体方药，后学无所遵从，有人谓苓桂术甘汤、真武汤、振痿汤可治，有待后学参考。

伤寒发汗，若吐若下，解后，心下痞硬，噫气不除者，旋覆代赭汤主之。（121）【赵本 161】

【要旨】前例治痞成利，本例"解后"，非利，但"心下痞硬"与"噫气"并发。所谓"不除"者，前驱症解后，独此痞噫而不能除也。

本条之后有"下后不可更行桂枝汤，若汗出而喘，无大热者，可与麻黄杏子甘草石膏汤"（赵本 162）。与前文（赵本 63）麻杏石甘汤条比较，此为"下后"，彼为"发汗后"；此在"汗出而喘"前有一"若"字而已。前人谓其重出。

太阳病，外证未除，而数下之，遂协热而利[1]，利下不止，心下痞硬，表里不解者，桂枝人参汤主之。（122）【赵本 163】

伤寒大下后，复发汗，心下痞，恶寒者，表未解也。不可攻痞，当先解表，表解乃可攻痞。解表宜桂枝汤，攻痞宜大黄黄连泻心汤。（123）【赵本 164】

伤寒发热，汗出不解，心中痞硬，呕吐而下利者，大柴胡汤主之。（124）【赵本 165】

病如桂枝证，头不痛，项不强，寸脉微浮，胸中痞硬[2]，气上冲喉咽，不得息者，此为胸有寒也。当吐之，宜瓜蒂散。（125）【赵本 166】

[1] 协热而利："协"犹迫胁，"热"指外证之气势，非谓热邪热毒之谓。协热而利犹言迫胁充斥于外的抗病力而下利也。此句是病理机转，诸证丛生，治法从是而拟也。

[2] 痞硬：以上四条之"痞硬"，均与外热有关，而本例"如桂枝证"，兼有痞硬，实指胸有寒耳。"胸"者，概乎胸中诸组织器官。"寒"之云者，浅释之犹云有非生理之分泌物瘀滞之义。瓜蒂散能吐胃中障碍液体，并能吐出胸中组织中某种非生理液体也。

【要旨】第123条是桂枝外证与心下痞并发的治疗原则和方药；第124条之发热汗出，与"心中痞硬，呕吐而下利者"是一串，非有两机，也可说急性胃肠炎的一种，大柴胡汤主之。

【梁按】本组第122条，"太阳病，外证未除，而数下之"是因。数下，犹言多次频频用下法。"遂协热而利"是病理机转。"利下不止，心下痞硬"是并发的主证。"表里不解者"，总其病势之决诊。如此将如何？桂枝人参汤主之。

第123条，"伤寒大下后，复发汗"，为什么？原因是"心下痞，恶寒"。其大下企图攻痞，后复发汗企图治恶寒。是不知"心下痞，恶寒者，表未解也。不可攻痞，当先解表，表解乃可攻痞。"然则该用何方何药？解表宜桂枝汤，攻痞宜大黄黄连泻心汤。

第 124 条，"伤寒（指外因言）发热，汗出不解"，同时"心中痞硬，呕吐而下利者"，这又不可按前例方治，将如何？大柴胡汤主之。

第 125 条，提曰："病如桂枝证"，谓象有外感之状，但"头不痛，项不强"则可否定外因之桂枝汤证矣。"寸脉微浮，胸中痞硬，气上冲喉咽，不得息者"是本病的主要脉证。据此脉证决断此非外因或热结之类，病理为"胸有寒也"。以其如此，一般治痞治热之方，无有适当，将如何？当吐之，宜瓜蒂散。

病胁下素有痞，连在脐傍，痛引少腹，入阴筋者，此名脏结，死。【赵本 167】

【梁按】此条与上下文无联系，应是附入之文。然此与近时所谓"腹部肿瘤"相若。本论共有两条，前一条在结胸之先列，与结胸并举，亦无具体治法。提供研究则可，与治疗法少有密切关系也。

伤寒若吐若下后，七八日不解，热结在里，表里俱热，时时恶风，大渴，舌上干燥而烦，欲饮水数升者，白虎加人参汤主之。（126）【赵本 168】

伤寒无大热，口燥渴，心烦，背微恶寒者，白虎加人参汤主之。（127）【赵本 169】

伤寒脉浮，发热无汗，其表不解者，不可与白虎汤。渴欲饮水，无表证者，白虎加人参汤主之。(128)【赵本170】

【要旨】前四例（第122条至125条）主论痞与表证综合征，此三例（第126条至128条）则论热结在里、表里俱热，或相对的外无大热，或无表证的热结在里，证似有异，其实为一机。

【梁按】第126条，"伤寒若吐若下后，七八日不解"，是说病是怎样出现的；"热结在里，表里俱热"，前一句是病总因，后一句是病之发展，亦是申明病机，以及吐下不解之所以；"时时恶风，大渴"就是"热结在里，表里俱热"的主证；"舌上干燥而烦，欲饮水数升者"就是"大渴"的具体表现；"白虎加人参汤主之"是本病的唯一处方。"热结在里"是病之总因，"表里俱热"是本病发展的程度。后两例"热结在里"则同，共为渴也，表则各或不同。"恶风"本属表证，但是，由于"时时恶风"（时不时，一阵一阵恶风）而非持续性恶风，并与"大渴"并见，故非表之不解，乃表热形成，盖里热充迫及表，作阵发性蒸发，乃与空气温度不协之故。"大渴"等状是里热之征。

第127条，"伤寒无大热，口燥渴"，是说明表热虽未盛而里热已盛。"心烦"为内热充斥；"背微恶寒"，背为阳，气易泄，空气喜凑之地，阴病引阳，比外气为低，故独背微恶寒也。"背微恶寒"与"心烦"并见，知"背微恶寒"非由外气之虚，实由里热之盛所形成也。孤立症状，未能推究其本真焉。

第128条，"伤寒脉浮，发热无汗，其表不解者，不可与白虎汤"，是说明白虎汤对于表证不解，不特无效，而且恶化。这是从白虎汤反面言也。"渴欲饮水，无表证者，白虎加人参汤主之"句，是从白虎汤正面言也。

第128条与前两条不能分割。从反面言，既然"表不解者，不可与白虎汤"，前两例"时时恶风"与"背微恶寒"却都用了白虎汤，所以前两例非表不解，只因里热盛所形成。次从正面言，是说明前两例主本方者，在解里热之渴也。

两经齐病

太阳少阳并病，心下硬，颈项强而眩者，当刺大椎、肺俞、肝俞，慎勿下之。(129)【赵本171】

太阳与少阳合病，自下利者，与黄芩汤；若呕者，黄芩加半夏生姜汤主之。(130)【赵本172】

伤寒胸中有热，胃中有邪气，腹中痛，欲呕吐者，黄连汤主之。(131)【赵本173】

【要旨】前三例主论热结在里之烦渴证，而与表里俱热

（第 126 条），或表热不盛（第 127 条），或纯是热结在里无表证（第 128 条），是里与表相病问题。此三例则论太少并病、太少合病和"胸胃相病"，平列之，使人对比而明也。

【梁按】 太阳、少阳，自是机体以象词为名的两个，即各自包摄经络脏象及所隶属组织器官的功能作用的一种综合性系统。在伤寒杂病中，各系统病，非全要尽显其征象，而有所侧重。但整体析之，系统有六，或各自不牵涉而自病，而有两者以上，或并病或合病，并者并起而为病，从病呈部位可以划分隶属，而知是某一系统之病也。若合病者，两者合共突出一征，往往是从消化系出现，非自利则呕，故吾人于临诊对于突出的呕与利，不可忽略于合病之考虑也。例如，第 129 条，太阳少阳并病。何以见得？其征是"心下硬，颈项强而眩"者。由于并病之故，"当刺大椎、肺俞、肝俞，慎勿下之"。至若合病，证情不同，因而治法亦异。例如，第 130 条，"太阳与少阳合病，自下利者，与黄芩汤；若呕者，黄芩加半夏生姜汤主之"。此外，还有类似于并病的合病。例如，第 131 条，"伤寒胸中有热，胃中有邪气"，胸中胃中虽属两者有病邪，但仅为局部，其症状主要是"腹中痛，欲呕吐者"，然则将如何？前两例两法均不适合，随证论治，"黄连汤主之"。

"胸中有热，胃中有邪气"之"胸中"指胸膈腔间言；"胃中"指消化道言，特别是小肠及胃府也。连用两"有"字，形容病者对于胸胃部有明确的特殊不适感，胸中有热感而胃中（大腹内）有不正常的动气感。"腹中痛，欲呕吐"乃"胸中有热，胃中有邪气"之具体症状的描述。此种消化道证往往由外感作前驱，故先揭"伤寒"云云。

黄连汤比之半夏泻心汤，少黄芩多桂枝，唯以黄连为主，量较多。半夏、生姜、甘草三泻心主痞利，不及于腹痛。因是推之，本汤证与近时所谓消化性（十二指肠球部）溃疡近似。学者宜师本方法以疗溃疡定必胜于后世西药之止痛和制酸剂多多矣。另有法主用干姜黄连黄芩人参汤下乌梅丸以治溃疡，今本汤尤胜之。

伤寒八九日，风湿相抟，身体疼烦，不能自转侧，不呕，不渴，脉浮虚而涩者，桂枝附子汤主之。若其人大便硬，小便自利者，去桂加白术汤主之。（132）【赵本174】

风湿相抟，骨节疼烦，掣痛不得屈伸，近之则痛剧，汗出短气，小便不利，恶风不欲去衣，或身微肿者，甘草附子汤主之。（133）【赵本175】

伤寒脉浮滑，此以表有热，里有寒（热），白虎（加桂枝）汤主之。（134）【赵本176】

伤寒脉结代，心动悸，炙甘草汤主之。（135）【赵本177】

【重订】第134条"表有热，里有寒"应为"表有热，里有热"，"白虎汤主之"应为"白虎加桂枝汤主之"。

【要旨】 前组三例太少并病、合病及胸胃相病均含有两者齐病之义，而本组四例亦含两者相抟而病焉。本组前两例曰风湿相抟；第 134 条曰表有热，里有热；第 135 条没有提出两者的字面是因阙文也。

【梁按】 本论条文安排，无不以脉证类从为次序。第 132 条"身体疼烦，不能自转侧"是属肌肉性风湿；第 133 条"骨节疼烦，掣痛不得屈伸"是属骨关节性风湿。第 134 条依例当有身体或骨节疼烦证描述，可无疑义。查"白虎"剂类而主"疼烦"者，只有"白虎加桂汤"焉。

第 132 条，"伤寒八九日，风湿相抟"，是说外感作前驱八九日，才呈现风湿相抟的症状。"身体疼烦，不能自转侧"是其主证；"不呕，不渴，脉浮虚而涩者"，可以排除少阳、阳明、太阳等病之有疼者也。然则如是者将如何？桂枝附子汤主之。若在此情状下，其人"大便硬，小便自利者，去桂加白术汤主之"。

第 133 条，不若第一例之有伤寒八九日前驱情状，一发即呈风湿相抟的症状。前例"身体疼烦，不能自转侧"，今则"骨节疼烦，掣痛不得屈伸"，即使不触及，只"近之则痛剧，汗出短气"，痛之剧，声步皆畏。"小便不利"知病势牵及泌尿系统。"恶风不欲去衣"，知病势影响及于卫气；更或躯壳组织间水气被阻，"身微肿者"。前例桂附，随证或术附，兹则赅前两法，而以甘草为领衔之甘草附子汤主之。

第134条，"伤寒脉浮滑"，不提症状，顿接"表有热，里有热"的评判语，殊失文例。很显明"脉浮滑"之下，"表有热"之上，其间应有症状揭示，被失落了，遗憾甚焉。使本条果为白虎所主遑论加味剂，援"热结在里，表里俱热"白虎加人参汤主之之例，可知此"里有寒"——"寒"字必误，当为"热"也。又厥阴篇"伤寒脉滑而厥者，里有热，白虎汤主之"，可以互证。然"表有热，里有热"与"表里俱热"，有其同异。就"表有热，里有热"而言，则表之有热，如"协热而利"之热，指抗病于表之力焉。里有热之热，直是热邪之热。由是推之，知本方非仅白虎而已，必为白虎之加味焉。

《金匮要略·疟病脉证并治》曰："温疟者，其脉如平，身无寒但热，骨节疼烦，时呕，白虎加桂枝汤主之。""里有热"白虎足以当之，"表有热"非桂莫克之。此里有热、表有热，白虎加桂枝诚为丝丝入扣、针锋相对矣。

第135条，从文例论，本条跟前应有"两者"的病机或病候的描述，从实验证之，炙甘草汤不仅以"脉结代，心动悸"为主证也。若仅限心动悸而用本方则失之多矣。查《千金方》之炙甘草汤治肺痿涎唾多，出血，心中温温液液者。此炙甘草汤一大方向也。肺痿证与心动悸相因至多，使本方不突出这一方面之描述，其失至巨矣。余不辞陨越，拟增补成"伤寒脉结代，心动悸，或涎唾多，出血，心中温温液液而喘咳者，此心肺相因也，炙甘草汤主之。"

张璐《张氏医通》云："酒色过度，虚劳少血，津液内耗，心火自炎，致令燥热乘肺咯唾脓血，上气涎潮，其嗽连续不已，加以邪客皮毛，入伤于肺，而自背得之尤速，炙甘草汤。"徐彬《金匮要略论注》曰："余妾曾病此，初时涎沫成盘，服过半月痰少而愈。但最难吃，三四日内猝无捷效耳。"张徐二氏均属实践经验之谈。盖本方证每致慢性迁延心肺内伤，无可能旦夕或短少时间即能痊愈，必须持续一年甚至数年调治，方能真正痊愈，恢复健康。查葛可久《十药神书》之主方保和汤及太平丸，药法均从炙甘草汤化出。对于肺痿（包括今时肺痨肺结核）有神功焉。

脉按之来缓，时一止复来者，名曰结。又脉来动而止，更来小数，中有还者反动，名曰结，阴也。脉来动而中止，不能自还，因而复动者，名曰代，阴也。得此脉者，必难治。【赵本178】

【重订】此是后人附加之文，不释。

【验案举隅】

余有故人之少子，年壮体胖，但风湿关节痛屡止屡发，发必多汗，尿黄，脉浮大，无其他风湿伴发症，曾用白虎加桂汤，竟收意外之功。于此可以互证焉。

附《十药神书》保和汤、保真汤、太平丸方

丁字保和汤：久嗽肺痿

知母三钱，贝母三钱，天门冬三钱，款冬花三钱，天花粉二钱，薏苡仁二钱，五味子二钱，甘草钱半，马兜铃钱半，紫菀钱半，百合钱半，桔梗钱半，阿胶钱半，当归钱半，地黄钱半，紫苏钱半，薄荷钱半，百部钱半，生姜三盅片，麦芽糖一匙。清水煮去渣分三盅，日三食后各进一盅，与保真汤相间服。

血盛：加炒蒲黄，茜根，藕节，大蓟，小蓟，茅花，当归。

痰盛：加南星，半夏，陈皮，茯苓，枳实，枳壳。

喘盛：加桑白皮，陈皮，莱菔子，葶苈子，苏子。

热盛：加山栀子，黄连，黄芩，黄柏，连翘，大黄，忍冬花。

风盛：加荆芥，防风，菊花，细辛，香附子，旋覆花。

寒盛：加人参，桂枝，鹿茸（蜡片），（干姜）。（原书中有芍药而无干姜，其实应用干姜，不能用芍药）

戊字保真汤：治虚弱，骨蒸，体虚

当归三钱，生地黄三钱，白术三钱，黄芪三钱，人参三钱，赤茯苓钱半，陈皮钱半，赤芍药钱半，炙甘草钱半，白茯苓钱半，厚朴一钱半，天门冬一钱，麦门冬一钱，白芍药一钱，知母一钱，黄柏一钱，五味子一钱，柴胡一钱，

地骨皮一钱，熟地黄一钱，生姜三片，大枣五枚。

水煮去渣，与保和汤间服，每日一服。

惊悸：加茯神，远志，柏子仁，酸枣仁。

淋浊：加萆薢，乌药，猪苓，泽泻。

小便涩：加石韦，萹蓄，木通，赤茯苓。

遗精：加龙骨，牡蛎，莲心，莲须。

燥热：加石膏，滑石，鳖甲，青蒿。

盗汗：加浮小麦，牡蛎，黄芪，麻黄根。

上两方，如韩信将兵，多多益善。此重叠用药法，盖肺痨每易起"习药"。重叠用药则可杜其"抗药"作用。此中要窍非庸俗所能窥也。又其随证加味，似甚平庸，肺痨过程产生一种毒素，侵于某系则有某证，加减法则顺势利导，以调整功能，可收事半功倍之效也。

己字太平丸：又名宁嗽金丹，治久嗽，肺痿，肺痈

天门冬二两，麦门冬二两，知母二两，贝母二两，款冬花二两，杏仁两半，当归两半，熟地黄两半，生地黄两半，黄连两半，阿胶珠两半，蒲黄一两，京墨一两，桔梗一两，薄荷一两，麝香少许（三至五分），白蜜四两。上十六味为细末，用银石器先下白蜜，炼熟后下诸药，搅匀再上火，入麝香略熬二沸，作丸，弹子大，每服一丸，食后薄荷煎汤化下，日3次。临卧时如痰盛，先服饴糖拌庚字沉香消化丸（百粒）吞下，却含嚼此丸仰卧使药（力）流入肺窍，则肺清润，其嗽退除，服七日病瘥（指痰嗽）。凡

咳嗽只服此药立愈。

本丸方内之黄连不仅清热消炎，实具大杀菌力；麝香不仅通窍强心益脑，亦具杀菌功效。综合言之，此方共清润肺质，补益肺气，补伤愈溃，而有排痰逐饮，杀菌强心等妙功，对肺痨信有奇功。而服法持续，大有关系也。

又若按照一般造大丸，如此药量用白蜜四两，恐赋形作用不够，蜜炼不熟（滴水成珠），则丸形过濡，嚼来不爽。但此明明用白蜜四两之少，示不必如今时药丸之制法赋形也。

辨阳明病脉证并治

阳明病纲绪

问曰：病有太阳阳明，有正阳阳明，有少阳阳明，何谓也？答曰：太阳阳明者，脾约是也；正阳阳明者，胃家实是也；少阳阳明者，发汗利小便已，胃中燥烦实，大便难是也。【赵本179】

阳明之为病，胃家实是也。（136）【赵本180】

问曰：何缘得阳明病？答曰：太阳病，若发汗，若下，若利小便，此亡津液，胃中干燥，因转属阳明。不更衣，内实，大便难者，此名阳明也。【赵本181】

问曰：阳明病外证云何？答曰：身热，汗自出，不恶寒，反恶热也。【赵本182】

问曰：病有得之一日，不发热而恶寒者，何也？答曰：

虽得之一日，恶寒将自罢，即汗出而恶热也。【赵本183】

问曰：恶寒何故自罢？答曰：阳明居中，主土也，万物所归，无所复传，始虽恶寒，二日自止，此为阳明病也。【赵本184】

【重订】赵本179、181、182、183、184，共五条问答，均为后人所附，企图补充本论有关阳明病机转者，虽其中有值得参考的，但部分暧昧，宜分别学习之。

【梁按】第136条为辨阳明病脉证之首条，即为阳明病之提纲。很可能"胃家实"一句术语，当时很流行普通，而对于所谓"阳明病"反而陌生。仲景深知二者则一，故首揭之"阳明之为病"，不是别的，"胃家实是也"。"是也"二字，神气十足，反映出阳明病没有什么奇怪，不过即是"胃家实"而已。

不曰"胃"而曰"胃家"，不曰"痞、满、硬"而曰"实"，此中自具实义真义。使仅曰"胃"，只能意味到只是"内"的，今曰"胃家"，则并乎外象言矣。且家有属的含义，曰"胃家"者，则不仅只言一胃腑，实统乎"肠"，肠乃胃之所属。肠以胃统领，论中曰"胃"、曰"胃中"，大都以肠为中心也。此属文例，宜知之。"胃家"不仅仅言内之脏器，而兼指其外廓之所在。外廓之所在，斯乃临诊之所需的病理对象目的地也。由是言之，所谓"胃家"之外廓，统括以中脘为中心，上及于心窝之下的上脘；下辖乎

"水分"之上，下脘之区；横则达于阳明经脉之境界。简言之，"大腹"部位是也。所谓心下，只是心窝，未及于此之谓"胃家"焉。至若"实"之为义，谓非"痞、满、硬"之象，乃充实之实。含有"不濡"之义，虚空之对词也。总而言之，环乎"大腹"之区，失正常生理弹力之柔，而起病理之呆实充迫之象也。然更示乎肠间之瘀滞失其生理传导作用。"胃家实"一词，包括了内而肠间、外而腹壁的一种病态。首了此义，则下文"阳明病"者，即指"胃家实"言。但病之发，每每参差，期须辨而后治焉。

本太阳，初得病时，发其汗，汗先出不彻，因转属阳明也。伤寒发热，无汗，呕不能食；而反汗出濈濈然者，是转属[1]阳明也。（137）【赵本185】

[1] 转属："转"，由此而过渡到彼之谓；"属"乃"尾"义，犹云续也。"转属"者，由此到彼之续发病证也。

【要旨】均言病之转属阳明。前句论因治不彻而病机窜逸于阳明。后句论病之自动性转隶阳明。前句从病言，后句从证言。

伤寒三日，阳明脉大。【赵本186】
伤寒脉浮而缓，手足自温者，是为系在太阴。太阴者，

身当发黄，若小便自利者，不能发黄。至七八日大便硬者，为阳明病也。【赵本187】

伤寒转系阳明者，其人濈然汗出也。【赵本188】

【重订】此三条乃补充转属或转隶阳明之附文，不释。

阳明中风，口苦咽干，腹满微喘，发热恶寒，脉浮而紧，若下之，则腹满小便难也。【赵本189】

阳明病，若能食，名中风；不能食，名中寒。【赵本190】

阳明病，若中寒者，不能食，小便不利，手足濈然汗出，此欲作固瘕，必大便初硬后溏。所以然者，以胃中冷，水谷不别故也。【赵本191】

阳明病，初欲食，小便反不利，大便自调，其人骨节疼，翕翕如有热状，奄然发狂，濈然汗出而解者，此水不胜谷气，与汗共并，脉紧则愈。【赵本192】

【重订】此四条亦属附文，不释。

阳明病，欲解[1]时，从申至戌上。（138）【赵本193】

[1] 欲解：含义见太阳病第10条，理同，只是时有不同耳。

【要旨】第 136 ~ 138 三条作为第一组，为阳明病纲绪焉。

阳明病，不能食，攻其热必哕。所以然者，胃中虚冷故也。以其人本虚，攻其热必哕。【赵本194】

阳明病，脉迟，食难用饱，饱则微烦头眩，必小便难，此欲作谷瘅。虽下之，腹满如故。所以然者，脉迟故也。【赵本195】

阳明病，法多汗，反无汗，其身如虫行皮中状者，此以久虚故也。【赵本196】

阳明病，反无汗，而小便利，二三日呕而咳，手足厥者，必苦头痛。若不咳不呕，手足不厥者，头不痛。【赵本197】

阳明病，但头眩不恶寒，故能食而咳，其人咽必痛。若不咳者，咽不痛。【赵本198】

阳明病，无汗，小便不利，心中懊侬者，身必发黄。【赵本199】

阳明病，被火，额上微汗出，而小便不利者，必发黄。【赵本200】

阳明病，脉浮而紧者，必潮热，发作有时，但浮者，必盗汗出。【赵本201】

阳明病，口燥但欲漱水，不欲咽者，此必衄。【赵本202】

阳明病，本自汗出，医更重发汗，病已差，尚微烦不了了者，此必大便硬故也。以亡津液，胃中干燥，故令大便硬。当问其小便日几行，若本小便日三四行，今日再行，

故知大便不久出。今为小便数少，以津液当还入胃中，故知不久必大便也。【赵本203】

【重订】此十条，均属附文耳，不释。

阳明病不可攻者

伤寒呕多，虽有阳明证，不可攻之。（139）【赵本204】

阳明病，心下硬满者，不可攻之。攻之利遂不止者死，利止者愈。（140）【赵本205】

阳明病，面合色赤，不可攻之，必发热。色黄者，小便不利也。（141）【赵本206】

阳明病，不吐不下，心烦者，可与调胃承气汤。（142）【赵本207】

【要旨】以上四条作为第二组，为阳明病不可攻，及可与调胃承气汤证也。

【梁按】本组示人，攻法之于阳明病，首先知其所忌，然后提示治阳明病中诸证，不一定以攻为治，多可与调胃承气汤也。盖攻之云者，指大承气汤言。

第139条，所谓"伤寒呕多"，犹云外因病中呕证突出且甚，占总个病证比重大之谓。"有阳明证"，包括胃家实和不大便等在内之谓。"攻之",是下法中之严峻法,如大承气汤,才称攻,余如小承气汤,多不称攻。

第140条,"阳明病"自然是包括了胃家实内外病理证候。"心下硬满者,不可攻之",是谓胃家实每有可攻的,但今见心下硬满,不可攻之。心下硬满与胃家实,部位与症状都易混淆。心下指心窝,硬满谓心窝正常微洼如螺靥型之陷下的,今却硬而填满也。虽有可攻之"胃家实"状,兼见心下硬满,则不可攻之。为何?攻之利遂不止者死,利止者愈。冒险性大。攻之,其死其愈,最难预期故也。

第141条,"阳明病,面合色赤,不可攻之",为何?由于阳明病有如此面色,必系发热之故。假使面色非赤,而是黄,小便不利也,殆亦非可攻之的象。

第142条,准上诸不可攻,然则阳明病如何为可攻?"不吐不下",首先可知胃与肠都无缺憾。在不吐不下中心烦者,可与调胃承气汤,亦不必攻之!

灵活运用大小承气汤

阳明病,脉迟,虽汗出不恶寒者,其身必重,短气,腹满而喘。有潮热者,此外欲解,可攻里也;手足濈然汗出者,此大便已硬也,大承气汤主之。(143)【赵本208】

若汗多,微发热恶寒者,外未解也,其热不潮,未可

与承气汤。(144)【赵本208】

若腹大满不通者，可与小承气汤，微和胃气，勿令至大泄下。(145)【赵本208】

【重订】赵本第208条，宜分作三条读。

【要旨】本条精神，意在小承气汤之活用法式也。总的前提，就是胃家实阳明病有三歧。

【梁按】第143条，"脉迟，虽汗出不恶寒者，其身必重，短气，腹满而喘"，进一步分析，"有潮热者"，可以互证，"此外欲解"，于法已可攻里也。"手足濈然汗出者"，可知"此大便已硬也"。证既如是，外已解，大便已硬，直是大承气汤主之。

第144条，"若汗多，微发热恶寒者，外未解也，其热不潮"，虽同是胃家实，未可与承气汤。

第145条，然同是胃家实，状若腹大满，大便不通者，既不如第一证，又不若前一证，将如何？"可与小承气汤，微和胃气，勿令至大泄下"。

阳明病，潮热，大便微硬者，可与大承气汤。不硬者，不可与之。(146)【赵本209】

若不大便六七日，恐有燥屎，欲知之法，少与小承气汤，汤入腹中，转矢气者，此有燥屎也，乃可攻之。若不转矢气者，此但初头硬，后必溏，不可攻之，攻之必胀满不能食也。（欲饮水者，与水则哕。其后发热者，必大便复硬而少也，以小承气汤和之。不转矢气者，慎不可攻也。）（147）【赵本209】

【重订】此条可分两条看。"欲饮水者，与水则哕。其后发热者，必大便复硬而少也，以小承气汤和之。不转矢气者，慎不可攻也"，这一段是衍文，不释。

【要旨】上两条作为第三组，为灵活运用小承气汤法式。

【梁按】阳明病，胃家实，潮热，视乎大便硬或不硬以决可与大承气汤或不可与。然大便硬与不硬，自然有大便下然后才能观而知之。否则当考虑之。使本例若不大便六七日，一方面难决便之硬否，另一方面"恐有燥屎"（注意：硬便与燥屎，所含毒致病力不同）。"欲知之法"是这样：少与小承气汤，汤入腹中，肠转动矢气者，此有燥屎也，乃可攻之；若不转矢气者，其大便初头硬，后必溏，不可攻之，攻之必胀满不能食也，乃造成此后遗证也。

谵语（微剧、轻重、虚实）

夫实则谵语，虚则郑声。郑声者，重语也。直视谵语，喘满者死，下利者亦死。【赵本210】

发汗多，若重发汗者，亡其阳。谵语，脉短者死，脉自和者不死。【赵本211】

【重订】此两条乃次组论治谵语各证之绪言，是附入者之意图也。

伤寒若吐若下后，不解，不大便五六日，上至十余日，日晡所发潮热，不恶寒，独语如见鬼状。若剧者，发则不识人，循衣摸床，惕而不安，微喘直视，脉弦者生，涩者死。微者[1]，但发热谵语。大承气汤主之。若一服利，则止后服。（148）【赵本212】

阳明病，其人多汗，以津液外出，胃中燥，大便必硬，硬则谵语，小承气汤主之。若一服谵语止者，更莫复服。（149）【赵本213】

阳明病，谵语发潮热，脉滑而疾者，小承气汤主之。因与承气汤一升，腹中转气者，更服一升，若不转气者，勿更与之。明日又不大便，脉反微涩者，里虚也，为难治，不可更与承气汤也。（150）【赵本214】

[1] 微者：对剧者言，非指脉象。

【要旨】作为第四组，以上三条总是谵语，有微剧、轻重及虚实之别。主方是大小承气汤。此示人服承气汤，必须观察服后效果如何，为服药进退之标准也。

【梁按】 第 148 条，不管其剧或微者，总主以大承气汤，但注意，若一服利（原不大便多日），则止后服，不可尽剂。

第 149 条，主以小承气汤，注意，若一服谵语止者，更莫复服，不可过量。

第 150 条，亦主以小承气汤，初服一升，观察患者，非看利否及谵语止否，而是观察有否"腹中转气"，有者更服一升；否者，勿更与之。至来日，仍不大便，脉反微涩者，可知其是里虚，为难治，可以确定不可更与承气汤，切勿以其不大便而再进承气汤，犯虚虚之戒也。

再合两组观之。第三组以汗出、外证解未解、潮热与否，及大便硬不硬，和腹满否等，环绕"大便硬"的核心为辨治。第四组以潮热、发热、大便行不行、转气，和脉之弦或涩、滑疾与微涩等，环绕"谵语"的核心为辨治。

谵语（伴发症不同）

阳明病，谵语有潮热，反不能食者，胃中[1] 必有燥屎五六枚也。若能食者，但硬耳，宜大承气汤下之。（151）【赵本215】

阳明病，下血[2] 谵语者，此为热入血室[3]，但头汗

出[4]者，刺期门，随其实而泻之，濈然[5]汗出则愈[6]。（152）【赵本216】

汗出谵语[7]者，以有燥屎在胃中，此为风[8]也，须[9]下者，过经[10]乃可下之。下之若早，语言必乱[11]，以表虚里实[12]故也。下之愈，宜大承气汤。（153）【赵本217】

[1] 胃中：指肠，肠以胃为总领，胃中犹云肠中。

[2] 下血：包括二便及妇人前阴出血等。本病以下血为谵语之前兆焉。

[3] 血室：狭义指妇人的子宫；然广义指凡与血有关的装置，而与神脏有联系的，总可称为血室。有脏器之义而非同脏器之形，故不他称而曰室。室犹云有实质有其所在处之义也。

[4] 但头汗出：谓除头部外均无汗也。是郁而上冒未能整体舒展其汗气也。

[5] 濈然：犹爽然、猝然也。

[6] 随其实而泻之，濈然汗出则愈：是谓期门穴处，选其突出韧实之点刺针，起濈然汗出之反应则病愈之义也。或留针至该实点消失，或行泻的手法，使到濈然汗出，针效斯应而病愈矣。

[7] 汗出谵语：意为阵发性，每每汗出乃生谵语，是即汗出乃谵语之报讯，不可作两证看。

[8] 风：乃"汗出谵语"抽象病理之词。

［9］须：犹云要等待也。

［10］过经：谓病机转移而停止汗出的现象。

［11］语言必乱：原有"谵语"证，"下之若早，语言必乱"，说明原来的"谵语"是语言不乱的，"谵语"只作妄言之谓。

［12］表虚里实：是本病病理概括词，表虚——汗出，里实——谵语。

【要旨】上三条为第五组，亦以"谵语"为重心，随其伴发症而辨别以论治也。

【梁按】第151条，在阳明病（胃家实形态）之下，"谵语有潮热"，以能食和不能食辨知其是硬屎抑燥屎的关系。燥屎比硬屎毒害性强。硬屎须下，燥屎更宜下之。不管为燥屎或硬屎，大承气汤下之。燥屎毒害性强，谵语、潮热等均由燥屎产生。硬屎对消化功能的损害比燥屎弱，故"硬屎"者能食，"燥屎"者不能食。"有燥屎五六枚"者，犹言燥屎多而伤害必剧也。

第152条，亦系在胃家实形态之下，可是非有潮热之谵语，却是"下血谵语"。第151条由燥屎或硬屎所致，本例则为"热入血室"，是血分郁而欲伸不得之病。使其伴发症余处无汗，"但头汗出者"，既非燥屎之可下，药治也难恰到好处，然则该如何？刺期门，刺法随其实而泻之，濈然汗出则愈。

第153条，突出症状是"汗出谵语"，机转为何？一般基本病理，以有燥屎在肠间，此为"风"也，"须下者，过经（停止汗出）乃可下之"，不然，"下之若早，语言必乱"，何以故？以此（汗出谵语）病理机转乃"表虚里实"之故。原则上，下其燥屎然后愈，宜大承气汤。本条示人须下而必待适当时机下，否则早下必恶化之谓。

谵语（继发性）

伤寒四五日，脉沉而喘满。沉为在里，而反发其汗，津液越出，大便为难。表虚里实，久则谵语。（宜调胃承气汤）（154）【赵本218】

三阳合病，腹满身重，难以转侧，口不仁，面垢，（谵语，）遗尿。发汗则谵语，下之则额上生汗，手足逆冷。若自汗出者，白虎汤主之。（155）【赵本219】

二阳并病，太阳证罢，但发潮热，手足漐漐汗出[1]，大便难而谵语者，下之则愈，宜大承气汤。（156）【赵本220】

[1] 手足漐漐汗出：特提手足之漐漐汗出，示大便已硬之外证，故接之以大便难而谵语，此内外互证之诊断法也。"漐漐"乃汗出不断但少之谓，与"手足濈然汗出"词异而意同，不过"濈然者"犹之爽然、快然而已矣。

【重订】"面垢"与"遗尿"之间的"谵语"二字，恐为衍文，否则与下文"发汗则谵语"相抵触。

【要旨】上三条为第六组，本组三条，仍以谵语为中心，但分析谵语之成因，易言之，是言继发性谵语证也。

【梁按】第154条，以视第153条之"汗出谵语"是原发性的"表虚里实"，今本条是由误治造成"表虚里实"。所以"久则谵语"，现所谓继发性谵语焉。

"伤寒四五日，脉沉而喘满"是原发脉证。"沉为在里，而反发其汗，津液越出，大便为难"，从脉揆度，病机在里。"而反发其汗，津液越出，大便为难"，是误汗的结果。并造成"表虚里实"的继发机转。由于"表虚里实"决其"久则谵语"也。此处不出处方，恐被剥落耳，拟补之曰："宜调胃承气汤"。

第155条，"三阳合病"是病名，亦示病机。下文即合病之具体症状："腹满身重，难以转侧，口不仁，面垢，遗尿"。证虽可隶属之三阳，但三阳混合为病，则不可分治之。经验证明，本病作太阳处理，发汗则谵语；作阳明处理，下之则额上生汗，手足逆冷。然则将如何处治为恰当？综合其证，若见自汗出者，白虎汤主之。

第156条，"二阳并病"，意谓太阳与阳明并病。"太阳证罢"云云，谓二而归属于一。此时具体症状是"但发潮热，手足漐漐汗出，大便难而谵语者"。在并病太阳未罢之时，所谓表未解，不可攻里，下则有变。今则证归于里，故曰："下之则愈，宜大承气汤。"本条示人并病有转移性的，随证治之，益见其为临床必要的手法。

阳明病发汗、温针、下之后的治疗

阳明病，脉浮而紧，咽燥口苦，腹满而喘，发热汗出，不恶寒反恶热，身重。若发汗则躁，心愦愦，反谵语。若加温针，必怵惕烦躁不得眠。若下之，则胃中空虚，客气动膈，心中懊侬，舌上胎者，栀子豉汤主之。若渴欲饮水，口干舌燥者，白虎加人参汤主之。若脉浮发热，渴欲饮水，小便不利者，猪苓汤主之。（157）【赵本221、222、223】

【主旨】以上三条可做一条读，为第七组。本条病证，若发汗、温针、下之，均能导变，而侧重于下之变中之栀子豉汤证的治疗。同时揭示此病证中有突出白虎加人参汤证和猪苓汤证的。是说明病之复杂性，应掌握其重点治焉。

【梁按】"脉浮而紧"，有人说此脉象与"发热汗出"矛盾，可能非"紧"而为"数"也云。然"脉浮紧"，精神在于"紧"，浮紧为一体之脉诊也。若"脉浮而紧"，精神则在于"浮"，"紧"乃浮脉之评判词，犹云浮而有力。盖此"紧"乃"紧张"之"紧"，是浮力性强。"脉浮紧"之"紧"，乃"紧缩"之"紧"。异其词则异其义。此仲景脉法，非后人呆法能望其肩背。然亦非细心人及深邃于此道者，不易言也。此中有真义，余岂好辨哉。

有说本条证才是"三阳合病"。"脉浮而紧"属太阳；"咽燥口苦"属少阳；"腹满而喘，发热汗出，不恶寒反恶热，身重"属阳明云。然合者混合为一，证必另突出一证，如各合病所谓"自下利"是也。今则三阳症状并见，则与并病同律。盖并者，并起齐发之谓也。以此之故，与其说是三阳合病，毋宁称为并病。太少并病，忌汗忌下，盖以少阳夹杂，今固夹以少阳，而以阳明为重，细读原文，"发汗、温针、下之"，均属少阳被逆之变证（参阅少阳篇可证）。若求正面治疗，以侧重阳明之故，未能援并病用针刺之法，所以仲景拟定三方，随证分治，而可避犯少阳之枢转焉。有人将白虎加人参汤和猪苓汤条孤立，不与前段联缀，则失之远矣。

阳明病，汗出多而渴者，不可与猪苓汤，以汗多胃中燥，猪苓汤复利其小便故也。【赵本 224】

【梁按】此意在补充猪苓汤之禁用证。然虽有理，究属附衍之文耳。

脉浮而迟，表热里寒，下利清谷者，四逆汤主之。【赵本 225】

若胃中虚冷，不能食者，饮水则哕。【赵本 226】

脉浮发热，口干鼻燥，能食者则衄。【赵本227】

【梁按】这三条，衡之前后，均失联系意义。大致后人以上一条"脉浮而紧""脉浮发热"及"干渴"等等而揭"脉类证异"之条而附于此。

阳明病与心胸胁腹证

阳明病，下之，其外有热，手足温，不结胸，心中懊憹，饥不能食，但头汗出者，栀子豉汤主之。（158）【赵本228】

阳明病，发潮热，大便溏，小便自可，胸胁满不去者，与小柴胡汤。（159）【赵本229】

阳明病，胁下硬满，不大便而呕，舌上白胎者，可与小柴胡汤。上焦得通，津液得下，胃气因和，身濈然汗出而解。（160）【赵本230】

阳明中风，脉弦浮大而短气，腹都满，胁下及心痛，久按之气不通，鼻干不得汗，嗜卧，一身及目悉黄，小便难，有潮热，时时哕，耳前后肿。刺之小差，外不解。病过十日，脉续浮者，与小柴胡汤。脉但浮，无余证者，与麻黄汤。若不尿，腹满加哕者，不治。（161）【赵本231、232】

【要旨】上四条为第八组，本论述并病。对于"阳明少阳并病"阙如，从证论这四条近似之。以上四条，易以新词，第 158 条近似食管炎；第 159 条近似胸腹炎；第 160 条近似肋腹炎；第 161 条近似肝炎。然辨证上乃论阳明病与心胸胁腹证的关系而论治也。

【梁按】第 158 条"阳明病，下之"谓只根据"胃家实"下之，是下之对象不够，下之条件不足，抑当参合余证以决治为当。今"其外有热，手足温，不结胸，心中懊忱，饥不能食，但头汗出者"，非下之适应证。将如何？栀子豉汤主之。

本条药证互参，似属食管充血发炎，其势外斥上冲。下肠之热，不解食管之炎，无益于治也。易言之，下法以肠间热滞为适应，栀豉以食管热壅为目标，有上下之别焉。

第 159 条，在胃家实形态的阳明病发潮热，一般是不大便或大便难，小便为变，今"大便溏，小便自可"，内实之诊可以排除。然而"胸胁满"，且在大便溏、小便自可之情况下犹然不去者，可悟不关燥屎或硬屎，良由热迫膜膜，将如之何？与小柴胡汤。

第 160 条，前例由于大便溏，可以排除硬屎。今本例在阳明病形态之下，腹诊却是"胁下硬满"而非胃家实。可是"不大便"呢？又有内实之可疑。然而同时见呕，舌上白苔而非黄苔，则不当攻下，可与小柴胡汤。疗效机转如何？盖"上焦得通，津液得下，胃气因和，身濈然汗出而解"。

第 161 条，"阳明中风"，是病名亦病机。析言之，阳明赅乎腹证内证形态；中风赅乎外证，下文"外不解"云云是也。

"脉弦浮大而短气，腹都满，胁下及心痛，久按之气不通，鼻干不得汗，嗜卧，一身及目悉黄，小便难，有潮热，时时哕，耳前后肿"，这是阳明中风的具体脉证，近时急性黄疸型肝炎，肝脏肿大，并发淋巴腺炎近似之。"刺之小差，外不解"，本段侧重"外不解"引起的后续治疗，而略于具体的刺法。总之，刺之后制止了病情之发展，但未能全部解决，故"外不解"。"病过十日，脉续浮者"，意谓病情稳定时，与小柴胡汤。"脉但浮，无余证者"，意谓得柴胡汤之治，内证已差，但外气不通，故"与麻黄汤"振阳通卫，尽解其外耳。"若不尿，腹满加哕者，不治"云云，是说病情恶化，腹水增加，肝脏继续增大而排泄失职，自家中毒，则属不治矣。

综而言之，本条先用刺法制其急，小柴胡治其内，殿以麻黄汤通阳解外，病乃可治。与其他先表后里，颇异其趣。

阳明病与汗

阳明病，自汗出，若发汗，小便自利者，此为津液内竭，

虽（大便）硬不可攻之。当须自欲大便，宜蜜煎导而通之。若土瓜根及大猪胆汁，皆可为导。(162)【赵本233】

阳明病，脉迟，汗出多，微恶寒者，表未解也，可发汗，宜桂枝汤。(163)【赵本234】

阳明病，脉浮，无汗而喘者，发汗则愈，宜麻黄汤。(164)【赵本235】

阳明病，发热汗出者，此为热越[1]，不能发黄也。但头汗出，身无汗，剂颈而还，小便不利，渴引水浆者，此为瘀热在里[2]，身必发黄[3]，茵陈蒿汤主之。(165)【赵本236】

[1] 热越：病理机转之名词。

[2] 瘀热在里：病理机转之名词。

[3] 身必发黄：肯定其有，而事或有尚未实现的，为之"必"。

【要旨】上四条为第九组。前组四条论阳明病与心胸胁腹证的关系及论治，本组四条为论阳明病与汗的关系及论治。

【梁按】第162条，阳明病形态之下，"自汗出"是自动性；"若发汗，小便自利"是被动性，不管哪一种，均可引起"津液内竭"，由于濡润不足之故，"虽（大便）硬不可攻之"，盖非内实。将如何？当须有欲大便的感觉时，用蜜煎导，从肛门导而通之。方法多样，"土瓜根及大猪胆汁，皆可为导"。

第163条，虽在有阳明病胃家实情况之下，"脉迟，汗出多，微恶寒者"，可判断为"表未解也"。由于表未解，"可发汗，宜桂枝汤"。此例示人虽见阳明病，而有表证时，不可徒知治胃家实而忽略表证之义。是知仅仅胃家实，病机在未可定之外，未能做治疗之准则，须结合余证乃能决定。

第164条，阳明病，若同时"脉浮，无汗而喘者"，不用治胃家实，应以"脉浮，无汗而喘者"为目标，发汗则愈，宜麻黄汤。

第165条，"发黄"每有阳明病形态为前驱，但有其构成条件的证候——"发热汗出者，此为热越，不能发黄也"。"但头汗出，身无汗，剂颈而还，小便不利，渴引水浆者，此为瘀热在里，身必发黄"，如是证候，不管已黄或未黄，"茵陈蒿汤主之"。

阳明病与精神症状

阳明证，其人喜忘[1]者，必有蓄血。所以然者，本有久瘀血，故令喜忘[1]。屎虽硬，大便反易，其色必黑者，宜抵当[2]汤下之。（166）【赵本237】

阳明病，下之。心中懊侬而烦。胃中有燥屎者，可攻。腹微满，初头硬，后必溏，不可攻之。若有燥屎者，宜大

承气汤。（167）【赵本238】

病人不大便五六日，绕脐痛，烦躁，发作有时者，此有燥屎，故使不大便也。（168）【赵本239】

病人烦热，汗出则解，又如疟状，日晡所发热者，属阳明也。脉实者，宜下之；脉浮虚者，宜发汗。下之与大承气汤，发汗宜桂枝汤。（169）【赵本240】

［1］喜忘：应为"喜妄"。后来又有学者因"喜忘"文法不妥，改作"善忘"。不知"善忘"属虚性病，从无蓄血久瘀属虚之例。不知"忘"乃"妄"之误。"喜妄"犹言常常作荒谬狂妄的行为和动态也，与"发狂"同理，是精神病的一种。

［2］抵当：应为"抵掌"，见前（第97条）注释。

【要旨】以上四条为第十组。第九组四条是论阳明病与汗的关系，本组四条则论阳明病与精神症状的关系及辨治。

【梁按】第166条，"阳明证，其人喜忘（妄）者，必有蓄血"，本证特征、病因三句统括之。"所以然者，本有久瘀血，故令喜忘（妄）"是解释病理，并指出宿因也。"屎虽硬，大便反易，其色必黑者"是蓄血、久瘀的佐证，为临诊综合分析辨证也。"宜抵当（掌）汤下之"，下去蓄血、久瘀也。

第167条，"阳明病，下之"谓初步诊为阳明病而拟下之，主证是"心中懊侬而烦"的一种精神症状，有可下有不可下的。使确诊"胃中有燥屎者""可攻";使见"腹微满，初头硬，后必溏"者，"不可攻之"。此处如何为有燥屎呢？由"腹微满，初头硬，后必溏"反衬出，此互文见义的灵活文法。若果真确诊"胃中有燥屎"，又不能轻剂养患，宜大承气汤始克有济。"心中懊憹而烦"属精神病态之一种，若无燥屎者，大多属栀豉证，使有燥屎者，则又当攻之。

第168条，"病人不大便五六日"，有种种原因，须视其引起症状以决之。今"绕脐痛，烦躁，发作有时者"，可无疑义，此有燥屎，故使不大便也，宜以大承气汤主之。"绕脐痛"与"烦躁"，一是有形，一是无形，两状同样"发作有时"，结合"不大便五六日"之前提，为有燥屎所致无疑。燥屎而致"不大便五六日，绕脐痛"，此燥屎在内横亘，而肠蠕动欲挤下之，此所以"发作有时"的机转也。燥屎中毒每致谵妄，是中毒阵发性犯神明也。烦躁亦神思间事，有虚实两大歧，如干姜附子汤证、茯苓四逆汤证等属虚性；今燥屎中毒则属实证，亦由神明装置起阵发性的反应，故亦"发作有时"也。统此诸证，均由燥屎。去此燥屎，则根本解决矣。大承气汤可当此任。治病必求其本，于此最显矣。

第169条，"病人烦热，汗出则解，又如疟状，日晡所发热者"，是本病之具体症状。"属阳明也"是本病的病机诊断。由于证候与病机如此，治有两途，凭脉决之：脉实者宜下，脉浮虚者宜发汗。下之与大承气汤，发汗宜桂枝汤。"烦热"等状，虽不纯属精神，但"烦热，汗出则解，又如疟状，日晡所发热"，其影响精神必甚。况烦热与精神不好，苦懑最甚也。"属阳明"中"属"，尾系也，犹云隶属。"属阳明"者，谓非阳明之原发也。"脉实"与"浮虚"对举，使人虚实易明，表里分清，证从脉决，为临诊之必要手段。"下"与"汗"，一病而有两歧治法，两治法霄壤之别，学者观此，宜警惕焉。

阳明病中大便的特殊情况

大下后，六七日不大便，烦不解，腹满痛者，此有燥屎也。所以然者，本有宿食故也，宜大承气汤。（170）【赵本241】

病人小便不利，大便乍难乍易，时有微热，喘冒，不能卧者，有燥屎也。宜大承气汤。食谷欲呕，属阳明也，吴茱萸汤主之。得汤反剧者，属上焦也。（171）【赵本242、243】

太阳病，寸缓关浮尺弱，其人发热汗出，复恶寒，不呕，但心下痞者，此以医下之也。如其不下者，病人不恶寒而渴者，此转属阳明也；小便数者，大便必硬，不更衣十日，无所苦也。渴欲饮水，少少与之，但以法救之。（渴者，宜五苓散。）（172）【赵本244】

脉阳微而汗出少者，为自和也；汗出多者，为太过。阳脉实，因发其汗，出多者，亦为太过。太过者，为阳绝于里，亡津液，大便因硬也。脉浮而芤，浮为阳，芤为阴，浮芤相抟，胃气生热，其阳则绝。（173）【赵本245、246】

跌阳脉浮而涩，浮则胃气强，涩则小便数。浮涩相抟，大便则硬，其脾为约，麻子仁丸主之。（174）【赵本247】

【重订】第171条，旧析作两条，且把"有燥屎也"句归属上文。不知此句犹云"有燥屎"仍宜大承气汤耳。第172条"渴者，宜五苓散"句，疑后人所增。第173条"脉阳微而汗出少者……其阳则绝"（赵本245、246条）疑是后人注释，本条前两句以脉之微或实以衡汗出之自和或太过，太过则阳绝亡津，导致大便难。又以脉浮芤，推究胃气生热，其阳则绝。均是附文，企图作为脾约一条之绪言，奈与本旨失粘也。

【要旨】上四条为第十一组（第173条疑为后人注释，不列为该组）。前组四条，是述病与精神症状的关系，其间亦涉及大便情况（如"屎虽硬，大便反易，其色必黑者"，又云"初头硬，后必溏"等），做综合的探讨。而本组四条述病与特殊大便情况关系，作为判断重要条件之一，亦即以其为证之重点。

【梁按】第170条，此例以大下后，还有燥屎，以致不大便多日为病的特点。具体情状为"大下后，六七日不大便，烦不解，腹满痛者"，可以确诊此有燥屎也。大下后而有燥屎，令人难明，今求其所以然者，本有宿食故也。因是非他法所当，宜大承气汤。

第171条，本例以大便乍难乍易为特点，具体情状是"病人小便不利，大便乍难乍易，时有微热，喘冒（一作息），不能卧者"。但有三歧之治：①确诊有燥屎者，宜大承气汤；②并见"食谷欲呕，属阳明也，吴茱萸汤主之"；③使"得汤（吴茱萸汤）反剧者，属上焦也。"

"食谷欲呕"，应联系上文"小便不利，大便乍难乍易，时有微热，喘冒，不能卧者"，由于突出"食谷欲呕"句，诊断"属阳明"，非阳明之本病焉。"得汤反剧"句，指服吴茱萸汤而呕更剧，此属治疗诊断。"属上焦也"，犹言食管病也。缺一段文字，不妨试用栀子豉汤或小柴胡汤。

第172条，此例以"不更衣十日，无所苦也"为特点，"太阳病，寸缓关浮尺弱，其人发热汗出，复恶寒"属正常例。参差的是"不呕，但心下痞"，追求其原因，由于医者下之造成也。当然，病有自动性转变，"病人不恶寒而渴者，此转属阳明也"。既转属矣，使"小便数者，大便必硬"，这是由于机械性而非化学性燥屎中毒，即使"不更衣十日，无所苦也"。此处"渴欲饮水"，也非如白虎证之化学毒性使然，因此不恣饮，但也不可过分禁止，少少与之，补偿一些水分之损失，适应其生理上的要求。照此之转属阳明，既非承气之硬便，也非白虎之渴，将如何？但以法救之，随证逐机调理，得津液可也。

第174条，由于"胃气强""小便数"之大便硬与其他大便硬有异为特点。本例趺阳脉云云，此属经络诊之一。从脉位与脉象推合证之"胃气强""小便数"，并因此而"大便则硬"，究其病机，则脾为约云，果此病机，麻子仁丸主之。

此种证常遇之，大都属慢性为多，本方以丸剂显效，故不作汤而作丸有以也。

证异方同等情况数种

太阳病三日，发汗不解，蒸蒸发热者，属胃也，调胃承气汤主之。(175)【赵本248】

伤寒吐后，腹胀满者，与调胃承气汤。(176)【赵本249】

太阳病，若吐若下若发汗后，微烦，小便数，大便因硬者，与小承气汤和之，愈。(177)【赵本250】

得病二三日，脉弱，无太阳柴胡证，烦躁，心下硬。至四五日，虽能食，以小承气汤，少少与，微和之，令小安；至六日，与承气汤一升。若不大便六七日，小便少者，虽不受食，但初头硬，后必溏，未定成硬，攻之必溏；须小便利，屎定硬，乃可攻之，宜大承气汤。(178)【赵本251】

【要旨】上四条为第十二组。前组四条，虽以特殊大便情状为辨治中心，但各有特殊则分别各法，易言之，证异法异方异也。然本组则讨论证异方同，而目的或异焉。

【梁按】第175条，"太阳病三日，发汗不解"，是病之前因也。"蒸蒸发热者，属胃也"，此所以发汗不解的主证和机转也。"调胃承气汤主之"，调胃承气汤是治本病之方药也。"主之"，用本方对本病之持重法则也。

第176条，"伤寒吐后"，病之前因与第175条异也。"腹胀满者"乃吐后继发证，与上条主证亦不同也。"与调胃承气汤"，调胃承气汤是本病之方药也。"与"之云者，给予也。"主"之云者，一定不移，有持重之义焉。"与"者，方与证权宜之义，含有伸缩运用意焉。以上两条，证殊而方药同，但用方法则有持重与伸缩之异矣。

第177条，"太阳病，若吐若下若发汗后，微烦，小便数，大便因硬者"，此本病前因和继发证也。"与小承气汤和之，愈"，小承气汤是本病方药也。"和之，愈"，用方药之目的也。"愈"犹云恰当，好也。

第178条，"得病二三日，脉弱，无太阳柴胡证，烦躁，心下硬"，此原发脉证，与第177条继发证，病因及证候均不同矣。"至四五日，虽能食，以小承气汤，少少与，微和之，令小安；至六日，与承气汤一升。"以视第177条"与小承气汤和之愈"，则方药同，而用法、步骤、目的均有所不同矣。抑又病情有时与日而俱变，则治疗方药不能呆板。今本例"若不大便六七日",仍有区别之处,审之"小便少者,虽不受食,但初头硬,后必溏,未定成硬,攻之必溏;须小便利,屎定硬,乃可攻之,宜大承气汤"。

伤寒六七日,目中不了了,睛不和,无表里证,大便难,身微热者,此为实也。急下之,宜大承气汤。(179)【赵本252】

阳明病,发热汗多者,急下之,宜大承气汤。(180)【赵本253】

发汗不解,腹满痛者,急下之,宜大承气汤。(181)【赵本254】

腹满不减,减不足言,当下之,宜大承气汤。(182)【赵本255】

【要旨】上四条为第十三组。前组四条,是以证异方同,用法或目的异。今本组四条,则论证异而治疗法则同,方亦同。第179条可能是中毒性,所谓邪犯空窍之病;第180条可能是燥屎中毒,热实耗津,危险旋踵之病;第181条可能是燥屎急速形成,急夺之,保存实多也;第182条可能是硬屎充积,非下之,肠蠕动反应顿失,难再救矣。

【梁按】第179、180、181条证各异,而治疗法则均同,须急下之,宜大承气汤。第182条证亦不同,虽不急下之，亦当下之，宜大承气汤，方药均不异焉。"急下之"者，谓无须等待，有普通的大承气汤证之出现，即须下之之理。"当下之"者，谓证似可不用下，而实情则须下，故云"当下"也。

阳明少阳合病，必下利。其脉不负者，为顺也。（负者，失也，互相克贼，名为负也。）（183）【赵本256】

脉滑而数者，有宿食也，当下之，宜大承气汤。（184）【赵本256】

病人无表里证，发热七八日，虽脉浮数者，可下之。假令已下，脉数不解，合热则消谷喜饥，至六七日不大便者，有瘀血，宜抵当[1]汤。（185）【赵本257】

若脉数不解，而下不止，必协热便脓血也。（186）【赵本258】

[1] 抵当：应为"抵掌"，见前（第97条）注释。

【重订】赵本第256条可分为两条读，即第183、184条。"负者，失也，互相克贼，名为负也"，后人附录之文，企图解释"脉负"，可略去。

【要旨】以上四条为第十四组。前组（第179～182条）以证异法同方亦同，本组讨论原发同、脉异、势异，预后则不同；以及脉同、势异、因异则预后和处理不同。

【梁按】第183、184条，"阳明少阳合病，必下利"，此原发同也。"其脉不负者，为顺也"与"脉滑而数者，有宿食也，当下之，宜大承气汤"，则脉异、势异，预后则不同矣。

第 183 条，意谓合病下利有良性恶性，从脉决之。而脉曰顺负，是总括之提法，不能作硬性规定脉象，总以脉证一致为顺，否则为负。一般而言，下利本属虚性开泄性，其脉当迟当涩为顺，否则为负，此在合病下利为然，否则不以此作标准。下文（第 184 条）举反面例子以明之。脉滑而数者有宿食也，承下利句来，即谓下利为开泄性证，而脉却滑而数者，岂不是脉证不一致之负脉吗？申之曰：此非阳明少阳合病下利，乃有宿食之下利也，因之不作负脉论。为祛除宿食，当下之，宜大承气汤。

第 185、186 条，"病人无表里证，发热七八日，虽脉浮数者，可下之"，此原发同也。"假令已下"则出现两种情况：其一，"脉数不解，合热则消谷喜饥，至六七日不大便者，有瘀血，宜抵当汤"；其二，"若脉数不解，而下不止，必协热便脓血也"。"假令已下"之后，脉同——脉数不解，证不同——一则不大便，一则下不止，预后和治疗自然不同焉。"不大便者，有瘀血，宜抵当汤"，"下不止，必协热便脓血也"，失漏了方药。

伤寒，发汗已，身目为黄。所以然者，以寒湿在里不解故也。以为不可下也，于寒湿中求之。(187)【赵本 259】

伤寒七八日，身黄如橘子色，小便不利，腹微满者，茵陈蒿汤主之。（188）【赵本260】

伤寒身黄发热，栀子檗皮汤主之。（189）【赵本261】

伤寒瘀热在里，身必黄，麻黄连轺赤小豆汤主之。（190）【赵本262】

【要旨】上四条为第十五组。前组（第十四组）四条讨论原发同、脉异、势异，预后则不同；以及脉同、势异、因异则预后和处理不同。本组四条则以因同、病同、伴发症不同，而处理乃异，为中心焉。

【梁按】第187条，"伤寒"示外感为因也。"发汗已，身目为黄"示继发发黄也。"所以然者，以寒湿在里不解故也"，解释其病理。"以为不可下也，于寒湿中求之"，示治疗原则，异于一般热性发黄也。

第188条，"伤寒"示同上条外感为因也。"七八日"云云，是原发有异于上条继发也。"身黄如橘子色"同上条之发黄也。"小便不利，腹微满者，茵陈蒿汤主之"，伴发症异于上条则处治不同于上条矣。

第189条，"伤寒"示同外感为因也。不曰若干日，曰"身黄发热"，示更为急性，异于上条七八日才发现身黄也。身黄同而发热又异矣。"栀子檗皮汤主之"，处治不同焉。

第190条，"伤寒"示外因同也。"瘀热在里，身必黄"

为茵陈蒿汤证，则麻黄连轺赤小豆汤证就非此病机了，证之临床实践中麻豆汤之适应证，拟补缀本条曰："伤寒瘀热在里，身必黄，宜茵陈蒿汤。若形肿，微热，身有小疮，小便不利者，麻黄连轺赤小豆汤主之。"

辨少阳病脉证并治

少阳病绪言

少阳之为病，口苦，咽干，目眩也。（191）【赵本263】

少阳中风，两耳无所闻，目赤，胸中满而烦者，不可吐下，吐下则悸而惊。（192）【赵本264】

伤寒，脉弦细，头痛发热者，属少阳。少阳不可发汗，发汗则谵语。此属胃，胃和则愈；胃不和，烦而悸。（193）【赵本265】

【要旨】本组三条，作为少阳病绪言看。第191条，示少阳之本病证候也。第192条，示少阳直受外因，所谓直中的证候，指出治疗的禁忌和犯禁的变证，所变则属心与神病矣。第193条，示一般外感中属少阳的脉证，即不拘何种外感，见如此脉象，即使证类太阳，是属少阳，不可误作太阳发汗。发汗有两种转变：一属胃，胃和则愈，犹言不再变也；若"胃不和，烦而悸"，变证起矣。属胃与属阳明有别。属胃则病的范围较窄较轻；属阳明则范围较大，牵连甚广。盖云胃者，从组织实质言；属阳明从功能言也。

【梁按】综合来看，少阳病证表现包括：第一，证现穴窍——口咽目耳；第二，胸中；第三，易涉心神方面，则烦、悸、惊和谵语；第四，脉象与太阳、阳明及三阴别，特显为"弦细"；第五，即使证见太阳或阳明，凡并见此四则脉证，不可遗忘从少阳病机考虑，尤其莫犯激动性之吐、下、发汗方药，治不及其薮，而易激动其体质性之神思间事也。临床一发现有少阳病机迹象，宜首先体会本组绪言也。

少阳病之继发证

本太阳病不解，转入少阳者，胁下硬满，干呕不能食，往来寒热；尚未吐下，脉沉紧者，与小柴胡汤。（194）【赵本266】

若已吐下、发汗、温针，（谵语，）柴胡证罢，此为坏病。知犯何逆，以法治之。（195）【赵本267】

【重订】"谵语"二字，是他处错落于此。

【梁按】前组不啻为少阳之原发脉证，本组即讨论自动性转入少阳者，不啻为少阳之继发证。指出两种方法：其一，转入但未经误治，保持转入时的脉证，与小柴胡汤；其二，已经误治，柴胡汤证已改变，则"知犯何逆，以法治之"。此则赅括于论中各种救误方药证例中。不啻尽示治疗少阳坏病方法矣。学者细玩自得之。有人谓少阳篇过简，是不善读之耳。"知犯何逆，以法治之"八字包括不少机要矣。

三阳合病，脉浮大，上关上，但欲眠睡，目合则汗。【赵本268】

伤寒六七日，无大热，其人躁烦者，此为阳去入阴故也。【赵本269】

伤寒三日，三阳为尽，三阴当受邪，其人反能食而不呕，此为三阴不受邪也。【赵本270】

【重订】此三条，意图补充前条"坏病"之义，毕竟是附衍之文。

伤寒三日，少阳脉小者，欲已也。（196）【赵本271】

少阳病，欲解时，从寅至辰上。（197）【赵本272】

【梁按】本组两条，正补充前文，"欲已""欲解"诊断法则也。

一般临床学者，对少阳原发证体会多不够，而对少阳转入证则能普遍领略。至若原发证，指出忌汗、吐、下，不曾刻画出具体方药矣。凡除汗、吐、下外，诸方药不曾尽为和解，随证选用，此正仲圣示人之活法也。

第 196 条，"少阳脉小者"，脉不大不弦，可断其不特不传于三阴，亦不再停留而欲已也。"已"之云者，中止之义也。又此不言弦细而曰小，弦细者示病理性也，小者示生理性也。弦细有责之之义，小者，喜其得之之意也。命意遣词，其界义有如此者。

第 197 条，"欲解"之义，见第 10 条。

太阴病绪言

太阴之为病，腹满而吐，食不下，自利益甚，时腹自痛。若下之，必胸下结硬。（198）【赵本273】

太阴中风，四肢烦疼，（脉）阳微阴涩而长者，为欲愈。（199）【赵本274】

太阴病，欲解时，从亥至丑上。（200）【赵本275】

【要旨】本组三条，作太阴病绪言看。第一条为纲领，而有本证、甚证和变证三证。"腹满而吐，食不下"，是太阴本证；"自利益甚，时腹自痛"，是病之甚者；"若下之，必胸下结硬"，是变证。

【梁按】本病殆为胃病，甚则并肠而病，则近似所谓

"胃肠炎"矣。然此之"胃肠炎"非热性而为寒性机转耳。由于寒性故，若误会为实性、热性而下之，必引起胃肠组织的反应，而形成胸下结硬病变矣。

第 199 条，"太阴中风"，与太阳中风、阳明中风、少阳中风义同。盖太阴赅乎本质及本证；中风则赅乎外风和发热、汗出等状也。病本不轻，使突出为"四肢烦疼，（脉）阳微阴涩而长者，为欲愈"，盖意谓病势向外，脉又反映体质不起亢戾，故决为欲愈也。"欲愈"犹云转好耳。

第 200 条，太阴病，不拘于本病或有外因，欲解时从亥至丑上，是揭病之与时间的关系密切，反映机体抗病高潮时间，余解见前。

绪言似简而意赅，下文辨其脉证之参差者以论治也。

自动性的太阴病论治

太阴病，脉浮者，可发汗，宜桂枝汤。(201)【赵本 276】
自利不渴者，属太阴，以其脏有寒故也，当温之，宜服四逆辈。(202)【赵本 277】

【要旨】本组是说太阴病有自动的病势浮沉之别，亦是对太阴病首条和次条之回应。第 201 条凭脉以决病之动向，顺势利导给予发汗；第 202 条以证而决病之性能，针对病机给予温剂。此证示人辨脉证以论治的规范也。

【梁按】第 201 条之"太阴病",包括第 198 条"腹满而吐,食不下"及"自利益甚,时腹自痛",以及第 199 条"太阴中风,四肢烦疼"。不管哪一证,凭脉决之。"脉浮者",知抗病之势向外,即病被迫于外也,顺势导之,"可发汗,宜桂枝汤"。人们多认为桂枝汤只是太阳病的发汗剂,不知太阴病之见病势向外者仍宜之。可知方药之于病,未可以一格论也。

第 202 条,病之突出问题是"自利不渴者"。合病多必"自利",今由于"不渴"之故,推其病机,非合病而"属太阴",何以故?"以其脏有寒故也"。以其如此,"当温之,宜服四逆辈"。辈犹云类也。四逆汤一类,如理中汤、真武汤、吴茱萸汤、四逆加人参汤、通脉四逆汤、白通汤及各加猪胆汁人尿汤等温剂均属之。盖在"自利不渴"之余,还当综合余症,作为选方之标的。意在言外,辈字概之矣。

伤寒脉浮而缓,手足自温者,系在太阴。太阴当发身黄,若小便自利者,不能发黄。至七八日,虽暴烦下利日十余行,必自止,以脾家实,腐秽当去故也。【赵本 278】

【梁按】此条意在"下利自止",解释是"以脾家实,腐秽当去故也"。犹言今日所谓食滞下利,滞去利自止之义。附于此，意图补充前条"自利"之有别情而已。临床亦所当知，但终是附述之文，宜另究之可也。

被动性的太阴病论治

本太阳病，医反下之，因尔腹满时痛者，属太阴也，桂枝加芍药汤主之。大实痛者，桂枝加大黄汤主之。（203）【赵本279】

【要旨】 本条作一组看。前组以自动性的太阴病为核心；本条则以被动性属太阴以论治。

【梁按】 "本太阳病，医反下之，因尔腹满时痛者，属太阴也，桂枝加芍药汤主之"。前因、过程、转变、主证、病机、方药治疗，都被包括了。还指出，病进一步，在"腹满时痛"的同时，而为"大实痛者"，于前方加大黄以主之。说明了此所谓"大实痛"，不仅腹满而实，且痛甚也。故前方增益去实之大黄。观此则知病有微甚，则药当增益矣。

太阴为病，脉弱，其人续自便利，设当行大黄、芍药者，宜减之，以其人胃气弱，易动故也。下利者，先煎芍药三沸。【赵本280】

【重订】此条是后人附加，意图补充前条用"芍药、大黄"之活法。此"下利者，先煎芍药"实是经验之谈也。

小结

太阴篇所举，乃外感中胃肠证候，可说为消化型感冒，但此是虚性、寒性的外感，不作阳性证而作阴性证，总一句说，与体质关系。临诊不得只知有胃肠型证，而不区分寒热。倘以清凉、消炎、消导为法，此误也。当然，虚中有实，寒中挟热者有之，此又当细心辨认灵活运用方药可也。

辨少阴病脉证并治

少阴病提纲

少阴之为病，脉微细，但欲寐也。（204）【赵本281】

【要旨】此条算第一组，此乃少阴病的提纲，脉证示心肾功能低下型的体质关系。

【梁按】伤寒杂病中，既没有太阳的寒热，也没见阳明之胃家实和少阳之自发口苦、咽干、目眩和转入胸胁苦满，往来寒热，又不见太阴之腹满、吐、利、痛，明明是有外感意味，而脉却微细，精神上但欲寐时，即作少阴病衡度以论治焉。

此是体质对疾病反应的一种现象，虽然多属虚者、寒者，但不能肯定，应随其同时出现的症状，综合探究，才能决其病之性质焉。下文凡称少阴病者均含此脉证。故可说此脉证是诸少阴病的基本证候。一般临诊，此所谓少阴基本脉证，殊非罕见，常遇之，惜医者不注意及此，致生魔障耳。

少阴病，欲吐不吐，心烦，但欲寐，五六日自利而渴者，属少阴也。（虚故引水自救。若小便色白者，少阴病形悉具。小便白者，以下焦虚有寒，不能制水，故令色白也。）【赵本282】（注：括号内是赵本第282条第一句的附文。）

病人脉阴阳俱紧，反汗出者，亡阳也，此属少阴，法当咽痛而复吐利。【赵本283】

少阴病，咳而下利谵语者，被火气劫故也，小便必难，以强责少阴汗也。【赵本284】

少阴病，脉细沉数，病为在里，不可发汗。【赵本285】

少阴病，脉微，不可发汗，亡阳故也。阳已虚，尺脉弱涩者，复不可下之。【赵本286】

【重订】此五条，意欲补充少阴病之提纲耳，均属附衍之文，不释。

少阴病阳回为好转

少阴病，脉紧，至七八日，自下利，脉暴微，手足反

温，脉紧反去者，为欲解也，虽烦下利，必自愈。（205）
【赵本287】

少阴病，下利，若利自止，恶寒而蜷卧，手足温者，可治。（206）【赵本288】

少阴病，恶寒而蜷，时自烦，欲去衣被者，可治。（207）【赵本289】

少阴中风，脉阳微阴浮者，为欲愈。（208）【赵本290】

少阴病，欲解时，从子至寅上。（209）【赵本291】

【要旨】此五条为第二组，总的意思是说少阴病的各证，以从阳回为好转之机。

【梁按】第205条，脉本紧，至七八日自下利，脉突然见微，微为少阴正脉。若脉微属虚脱，手足必冷，今手足反温，脉紧反去，是证明脉暴微非虚脱，乃正复也。虽烦下利，必自愈。

第206条，少阴病，下利，若利自止，虽止却恶寒而蜷卧，不无水竭阳绝无可救治之虞，果真则四肢厥冷。今手足自温者，为阳气未尽亡，可治。

第207条，少阴病恶寒而蜷，通常为病重。时自烦，可疑于或吉或凶。欲去衣被者，是一种阳的性能根蒂未绝，药能续而复之，故可治。

第208条，少阴中风，是沿袭的病名，也是病机术语。不提症状，盖以中风概之，隐示凡属少阴而有宣泄、浃动性证候者，而不限于一状也。阳脉包括皮络，阳微示邪微；阴包括脉口诊，阴浮示心力不为邪陷也，故欲愈。

第 209 条，"欲解"之义，见第 10 条。

少阴病凶证

少阴病，吐利，手足不逆冷，反发热者，不死。（脉不至者，灸少阴七壮。）（210）【赵本 292】

少阴病，八九日，一身手足尽热者，以热在膀胱，必便血也。（211）【赵本 293】

少阴病，但厥无汗，而强发之，必动其血，未知从何道出，或从口鼻，或从目出者，是名下厥上竭，为难治。（212）【赵本 294】

少阴病，恶寒，身蜷而利，手足逆冷者，不治。（213）【赵本 295】

【重订】第 210 条，"脉不至者，灸少阴七壮"恐是衍文。

【要旨】这四条为第三组，是说少阴病的吐利是剧证，但只要阳气不尽（手足不逆冷），即使体温高亢（反发热者），也可以不至于死。总的意思是说少阴病，原则上阳和血温（静）为吉，或热亢，或激剧动血，或热能过低，均属凶证。

少阴病死证

少阴病，吐利、躁烦、四逆者死。（214）【赵本 296】

少阴病，下利止而头眩，时时自冒者死。（215）【赵本 297】

少阴病，四逆，恶寒而身蜷，脉不至，不烦而躁者死。（216）【赵本 298】

少阴病，六七日，息高者死。（217）【赵本 299】

少阴病，脉微细沉，但欲卧，汗出不烦，自欲吐。至五六日，自利，复烦躁，不得卧寐者死。（218）【赵本 300】

【要旨】此五条为第四组，是说在少阴病形下有种种死证，括其机制有反射凌乱、津竭脑涸、心竭神躁、心竭肺绝、心弱循至失水神扰等是也。

少阴病各证

少阴病，始得之，反发热脉沉者，麻黄细辛附子汤主之。（219）【赵本 301】

少阴病，得之二三日，麻黄附子甘草汤，微发汗。以

二三日无证，故微发汗也。【赵本302】

少阴病，得之二三日以上，心中烦，不得卧，黄连阿胶汤主之。(220)【赵本303】

少阴病，得之一二日，口中（不）和，其背恶寒者，当灸之。（附子汤主之。）(221)【赵本304】

少阴病，身体痛，手足寒，骨节痛，脉沉者，附子汤主之。(222)【赵本305】

【重订】赵本第302条，疑是后人所附耳，赵本第304条，在"当灸之"后有"附子汤主之"句，这是赵本第305条粘误于此，非本条所应有。赵本作"口中和"，应为"口中不和"，口中和则为无病象，无特提之必要，不知剥去一"不"字，竟成迷妄！

【要旨】此四条为第五组，是说少阴病形有各种各样证候，至为不一。如第219条病机表现于"营卫体温"；第220条表现于"心中"；第221条表现于"口与背"；第222条表现于"身躯手足骨节"。

第219条之"反发热"与第220条之"心中烦，不得卧"，是说"热"有外与内之不同。第221条"口中不和，其背恶寒"与第222条"身体痛，手足寒，骨节痛"是说"寒"有局部与整体之不同。故前两例是属"热"，后两例是属"寒"。

【梁按】第219条，谓一般少阴病本无热相和热感，只精神低落，但欲寐，在略无酝酿前兆的情况下，"始得之，反发热"，此证与形态矛盾。一般发热应脉浮，今"脉沉者"，此又脉与证矛盾，而与体质相应，以是之故，非一般之表剂和退热药所适应，将如何？麻黄细辛附子汤主之。

少阴病本不应有热，今发热，故云"反"。此种病证，在外感中殊多见，直与体质有关，麻辛附汤为此种体质外感发热、脉沉的唯一方药。"始得之"或次例"得之二三日"云云，一方面谓无酝酿，另一方面示自感，无由他阳病转变之虞也。

第220条，"少阴病，得之二三日以上"，谓比前例略有酝酿才出现特征"心中烦，不得卧"。"烦"殆热类，热不在外而现于心中。心中比之发热犹内也。以"心中烦，不得卧"，似属烦之甚而及于精神上矣！此证与少阴病体质所常有之"但欲寐"竟成矛盾矣，将如何？黄连阿胶汤主之。

第221条，在少阴病形态之下，只突出"口中不和"，结合病态，虽可得其病机梗概，但难决定治疗方针，发现伴有"其背恶寒者，当灸之"。"当灸之"紧接于"其背恶寒"句，知灸其背之恶寒，是重点也。"当灸之"也意味着用药难愈也。"口中不和"本来包括甚广，少阴病形之口中不和，大都是口淡乏味，是舌上味觉装置有病变之征象也。味觉有变，可能多与背上有应，故此，并特指出"其背"云云，学者须注意之。

第 222 条，少阴病形之下而有"身体痛，手足寒"，及至"骨节痛，脉沉者"，则不难与太阳病等之体痛、骨节痛相鉴别开来。当然，"身体痛"及"骨节痛"病有种种，见手足寒、脉沉的属少阴病，区分于表实之体痛或风湿之骨痛矣。脉证互参，排除其他，附子汤主之。

以上四条，示少阴病形的证候而有种种，临床首先掌握"少阴病"的形态，结合其证候，从而与阳病的证候同中辨异，加以脉诊区别，则不难得其窍矣！所谓少阴病之形态，即患者发热，却反精神低落，颜面苍白，自无热感，他无热象，脉又微细等是也。

少阴病下利一

少阴病，下利便脓血者，桃花汤主之。（223）【赵本 306】

少阴病，二三日至四五日腹痛，小便不利，下利不止，便脓血者，桃花汤主之。【赵本 307】

少阴病，下利便脓血者，可刺。【赵本 308】

少阴病，吐利，手足逆冷，烦躁欲死者，吴茱萸汤主之。（224）【赵本 309】

少阴病，下利，咽痛，胸满，心烦，猪肤汤主之。（225）【赵本 310】

【重订】余认为赵本第 307、308 条是后人附记之文，提供参考可耳。

【要旨】此三条为第六组。这一组原则上讨论少阴病下利。下利有种种，少阴病之下利须视乎其伴发症状而治疗，非专以下利为单一治疗对象也。

【梁按】第 223 条，少阴病形态之下，下利，下利之粪便有种种不同，今兹下利，便中有脓血者，将如何为治？桃花汤主之。"下利便脓血"，下利的便中有脓血。然此与后人所谓肠澼、痢疾、赤痢及虫痢者有所区别焉。假使赤痢、虫痢，误用桃花汤无效。反之，少阴下利便脓血误用治赤痢之白头翁汤，或治虫痢之乌梅丸等法亦无效焉。后来注家每混淆不清，辄谓此"下利便脓血"是日久的病。不知此证，有开手即下利便脓血者。余曾两度患之，曾先试尽诸方无效，结果用桃花汤，每次都用了五六服，才痊愈也。

第 224 条，"少阴病，吐利，手足逆冷"，一般非白通，即通脉四逆为治。唯此处特夹有"烦躁欲死"一候，便是本病眼目关窍。使乎"烦躁"为"吐利，手足逆冷"而烦躁，死候也，盖心竭神绝矣。今"烦躁"而有"欲死"之情况，反而生机存此。盖"欲死"云者，烦躁中之有大力反射焉。其心胸有如窒如塞感，自觉将死而挣扎之情状矣，盖元气尚能有所反应也。其"吐利""逆冷"实从"烦躁欲死"之机致，能治此"烦躁欲死"之机，则吐利、逆冷，不治而治矣。此所以不用白通、通脉四逆而特主吴茱萸汤者，正以此故也。学者宜注意焉。

第225条，"少阴病，下利"，若为寒也，无兼"咽痛"之理。若为里寒外热之下利咽痛，如通脉四逆汤证者，则无"胸满，心烦"焉。今"下利，咽痛，胸满，心烦"四候相并起，将如何？"猪肤汤主之"。猪肤汤证，药证互参，可能为消化道过敏性病欤？余曾数次用之，甚效。

少阴病咽证

少阴病，二三日，咽痛者，可与甘草汤；不差，与桔梗汤。（226）【赵本311】

少阴病，咽中伤，生疮，不能语言，声不出者，苦酒汤主之。（227）【赵本312】

少阴病，咽中痛[1]（瘇），半夏散及汤主之。（228）【赵本313】

[1] 痛：疑为"瘇"字之误，故原文应为"咽中肿"。

【要旨】此三条为第七组。前组第225条"下利，咽痛"是咽痛与下利并起，今则纯以咽证为讨论中心。

【梁按】第226条，谓少阴病二三日，无他证，而仅"咽痛者"，作两步治之，首先可与甘草汤；不差，可与桔梗汤。此条以少阴病形态为前提，已足与阳性的咽痛区别开来，亦急性咽喉炎也，但因体质关系，略无热形耳。

第227条，所记述殆即今时所谓"扁桃腺炎"，但因体质关系，作少阴病形，无热象耳。

第228条，旧作"咽中痛"，然与"咽痛"相去几何？此必有误也。参其药法，此"痛"字殆"瘇"字之误。"瘇"与"肿"通，盖少阴病形之咽中肿也。观半夏散及汤的服用法，已示为咽中肿至不能服散，然后变作汤法以疗之。半夏善治咽肿，此为经验之治。

少阴病下利二

少阴病，下利，白通汤主之。（229）【赵本314】

少阴病，下利脉微者，与白通汤。利不止，厥逆无脉，干呕烦者，白通加猪胆汁汤主之。服汤，脉暴出者死，微续者生。（230）【赵本315】

少阴病，二三日不已，至四五日，腹痛，小便不利，四肢沉重疼痛，自下利者，此为有水气。其人或咳，或小便（自）利，或（不）下利，或呕者，真武汤主之。（231）【赵本316】

【重订】"或小便利"，应为"或小便自利"。"或下利"，应为"或不下利"。

【要旨】此三条为第八组。重点讨论少阴病下利，第六组所讨论的下利，是稳定的下利，视乎所伴发症作为治准。本组所论下利，游离性、变幻性很大。有对证用药可能即止，有反剧需进一步用药挽救。但此时已有死生两种预后矣。此示人预先周到用药，提高警惕，防其恶化。或病本应"自下利"的，因病机关于水气，有时却不下利，可一样用药，此示人洞悉先机，勿为迷惑。故本组教人临诊的现实意义最大，学者宜体会也。

【梁按】第229条，少阴病形态的下利自是下利，没有伴发其他热性兴奋性的症状，脉也不微，白通汤主之，可也。

第230条，亦少阴病形态的下利，但与第229条不同的是"脉微者"，仍与白通汤。服汤后，"利不止"更转增"厥逆无脉，干呕烦者"，此药虽对而力不周，将如何？"白通加猪胆汁汤主之"。但治失先机，病势发展至此，有两种结果，服汤后"脉暴出者死，微续者生"。并且，此条连并第229条看，示人临诊不可疏忽，结合脉证预先周到用药，无失治疗先机，提高警惕，以防恶化也。

考"白通"乃人尿之别称。赵本白通汤方却遗人尿，幸"白通加猪胆汁汤"方只曰加猪胆汁，而有人尿五合，可互证白通汤应有人尿也。

第231条，少阴病形态，"二三日不已，至四五日"，出现"腹痛，小便不利，四肢沉重疼痛，自下利者"，此为有水气，常态也。但"其人或咳，或小便自利，或不下利，或呕者"，临诊勿为"或证"所惑，均因水气游动使然，以"真武汤主之"。此示人首先洞悉病机，才不致为"或证"所惑，致多歧之误。

少阴病下利三

少阴病，下利清谷[1]，里寒外热[2]，手足厥逆，脉微欲绝[3]，身反不恶寒，其人面色赤，或腹痛，或干呕，或咽痛，或利止脉不出者，通脉四逆汤主之。（232）【赵本317】

少阴病，四逆[4]，其人或咳，或悸，或小便不利，或腹中痛，或泄利下重者，四逆散[5]主之。（233）【赵本318】

少阴病，下利六七日，咳而呕渴，心烦不得眠者，猪苓汤主之。（234）【赵本319】

[1] 下利清谷："清"犹"厕"也，与"圊"通，即粪便之义。谓下利的粪便有食物不化之义。

[2] 里寒外热：述病机也，下文各证即是具体说明里寒外热之现象。

[3] 脉微欲绝：此与脉微、无脉机制有点不同。"欲绝"云者，脉固微矣而有欲绝之象，是诊按之间脉有伸缩

之象，是说心力有反应在也，生机在此，比脉微之无伸缩，比无脉之不见脉，亦自殊其势也。此种含义，与"烦躁欲死"意同。

[4] 四逆：应为"气逆"，赵本误作"四逆"。以本方药衡之，殊不洽义，"气逆"是病理抽象名词。"气"，功能也；"逆"，不调和也。犹云"神经官能症"耳，即无实质病变，故云"气逆"也。以是之故，其人"或咳，或悸……或泄利下重"。此云"或"者，可指个别症，也可既咳又并见泄利下重也。

[5] 四逆散：应为"四物散"，旧误作"四逆散"。盖缘于"四逆"名词。不知此证既非"四逆"，则此方无理由名"四逆"。且"四逆"与汤名混，从药性论有霄壤之异。殆指方内药味数目为名，较为符合事实。

【要旨】上三条为第九组。讨论少阴病下利，但注重点不同。如第232条，注重"里寒外热"及"利止脉不出"；第233条，注重"气逆"并发"泄利下重"；第234条，则注重"下利六七日"之继发证也。

【梁按】第232条，少阴病形，突出症状是"下利清谷"，总其机括是"里寒外热"，具体症状是"手足厥逆，脉微欲绝，身反不恶寒，其人面色赤"，且"或腹痛，或干呕，或咽痛，或利止脉不出者"，将如何？"通脉四逆汤主之"。

需要强调一下"里寒"病理不奇，紧要关系在于"外热""身反不恶寒，其人面色赤"，是说里血热不足，而热反张于外，即所谓戴阳、格阳，此反射内外矛盾也。应侧重治里，屯血以收摄外张之虚阳返回于里，此四逆汤倍干姜为通脉四逆之微旨也。

第233条，少阴病形态而患"气逆"，由于气逆之故，"其人或咳，或悸，或小便不利，或腹中痛，或泄利下重者"，非解表、攻里，或温之或寒之等所能调治。将如何？四逆散主之。证之实践，本方对于少阴病四逆证，恐谁也无此经验，事实也无可能。若施之所谓"气逆"所致之证，确有实效。抑本方治疗适应范围，不限于本论所揭，能掌握"气逆"的机转作为治准，则本方之运用有无限机括，为临诊常用方剂，学者参合各家关于本方之运用，不可泥陈说"四逆"可也。抑本方特作散剂，暗示病属官能证，作汤虽能取效一时，不若作散持服，能得彻土绸缪之效也。

第234条，"少阴病，下利六七日"是原发的，"咳而呕渴，心烦不得眠"是继发的，"猪苓汤主之"。此例侧重于继发症以拟治。赵本统作猪苓汤主之。但有说似是猪肤汤较为对证云，值得研究，待实践考验。

大承气汤治少阴病

少阴病，得之二三日，口燥咽干者，急下之，宜大承

气汤。(235)【赵本 320】

少阴病，自利清水[1]，色纯青，心下必痛，口干燥者，可下之，宜大承气汤。(236)【赵本 321】

少阴病，六七日，腹胀不大便[2]者，急下之，宜大承气汤。(237)【赵本 322】

[1] 自利清水："清"与"下利清谷"之"清"字同，与"圊"通，犹粪便之谓，非清白之清。自利清水谓所下只系水液，"色纯青"才是指所下之便的颜色。

[2] 腹胀不大便：与"不大便而腹胀"病不同。使"不大便而腹胀"，只因大便不行而胀耳，今腹胀乃由于毒邪抑制排泄机制而造成不大便，所以急下之，下其毒非徒下其便也。

【要旨】上三条为第十组。此三条，也以少阴病形态出现，却要用大承气汤治疗。可知"少阴病"只是一种形态，不是指已定病理必为虚寒的。总言之，少阴病形态可能有的证候包括：气分、血分、虚实、寒热，不一而足。此中有一特点，全篇均冠以"少阴病"，不冠以"伤寒"或"中风"等字样，可知本篇所论，均以少阴病形态为纲领也。

这三条，均属中毒性。第 235 条属热毒内燔。第 236 条属身体本能祛毒欲从下泄。第 237 条属毒邪内抑而造成的困闭之证。证似各异，邪毒则同，均以承气峻下而去之也。

这类病大都属毒疠一类也。

【梁按】 第 235 条，少阴病形态得之二三日，突出问题为"口燥咽干者"，无待其他可下证之出现，"急下之，宜大承气汤"。

第 236 条，少阴病形态，"自利清水"，略无粪便，其水"色纯青"，同时"心下必痛，口干燥者"，不可堵塞，宜顺体功祛毒欲从下泄之机，却可下之，宜大承气汤。

第 237 条，少阴病形态六七日，突出问题是"腹胀不大便者"，似今时中毒性肠麻痹，无待其他可下证之并起，"急下之，宜大承气汤"。

少阴病呕证

少阴病，呕而脉沉者，急温之，宜四逆汤。（238）【赵本 323】

少阴病，饮食入口则吐，心中温温欲吐，复不能吐。始得之，手足寒，脉弦迟者，此胸中实，不可下也，当吐之；若膈上有寒饮，干呕者，不可吐也，当温之，宜四逆汤。（239）【赵本 324】

少阴病，下利，脉微涩，呕而汗出，必数更衣，反少者，当温，其（巅）上灸之。（240）【赵本 325】

【重订】第 240 条,"其上灸之",应是"巅上灸之"。

【要旨】上三条为第十一组。这组三条是少阴篇之最后一组。承上组"急下""可下",此组则"急温""当温",然以"呕"为中心症焉。

【梁按】第 238 条,阳病之呕,脉非弦即浮,今在少阴病形态之下,呕而脉沉者,其机为寒,非阳性反射之比。其变必速,继发难料,无待其他可温之证出现即急温之,宜四逆汤,事半功倍矣。此多为猝然而起,仅凭患者之形态与脉决之。

第 239 条,在少阴病形态之下,吐与呕,有"胸中实"与"膈上有寒饮"之异。治疗则有当吐与当温之悬殊。其证"饮食入口则吐,心中温温欲吐,复不能吐。始得之,手足寒,脉弦迟者",此胸中涎痰壅实,虽实,非在肠间,不可下也,将如何? 当吐之;"若膈上有寒饮,干呕者",应与"胸中实"区别,不可吐也,将如何? 当温之,宜四逆汤。

"当吐之"之证,非真吐之状,只欲吐不能吐,不过饮食入口乃吐,吐所食也。"胸中实"为病本,病发则外阳内凑,故"始得之,手足寒,脉弦迟"也。"胸中实"与"膈上有寒饮"是相对词。"胸中实"包括胸中有炎性渗出液潴留之义;"膈上有寒饮",谓膈上组织松弛,水气浸淫也。

第 240 条,少阴病之下利有种种,概见以上各例,兹伴发症是"脉微涩，呕而汗出"，以其如此，下利者，"必数更衣，反少者"，（古人每大便一次即更衣一次，数更衣即大便次数多。下利是水样大便，一般大便次数多。现在仍然是水样大便，但大便次数不多。）将如何？当温之。专法特效治疗，"巅上灸之"。"巅上"，赵本作"其上"。意义不清。不知"巅"字被腐蚀剥落，残存形迹类"其"字，翻抄者不察，遂作"其上"。征之实践，如此病例，采用下病上取，灸其巅上之百会，则陷下之气回升，利可愈也。推之，"脱肛"灸百会亦效。

厥阴病绪言

厥阴之为病，消渴（厥逆），气上撞心，心中疼热，饥而不欲食，食则吐蛔（逆），下之利不止。(241)【赵本 326】

厥阴中风，脉微浮为欲愈，不浮为未愈。(242)【赵本 327】

厥阴病，欲解时，从丑至卯上。(243)【赵本 328】

厥阴病，渴欲饮水者，少少与之愈。(244)【赵本 329】

【重订】第 241 条乃厥阴病提纲证之首证"消渴"，愚以为应为"厥逆"之误。然相沿已久，辨证多艰。证之与"消渴"相应之证，少见有"气上撞心，心中疼热"的。反之，"气上撞心，心中疼热"之证，每兼见"厥逆"也。且下文不再提"消渴"，思路全无照应，殊不合于逻辑也。反之，下文正环绕"厥逆"为中心讨论，辨其厥逆之参差及相类似者，用以宾定主的笔法，反映厥阴病之主证是厥逆。下文并阐论吐逆和下利，亦正回应本条之"食则吐逆，下之利不止"焉，而非"食则吐蛔"。

【要旨】上四条为厥阴病第一组，系厥阴病的绪言。第241条是提纲；第242条是厥阴中风，犹言厥阴外感，以脉法示其机转也；第243条以"欲解时"示其病理机转也；第244条以生理所需，须适应之为好之义也。

【梁按】本篇除这四条冠以"厥阴病"外，下文则无再提者，与少阴篇无条不冠"少阴病"者，殊其义矣。以不复冠以"厥阴病"之故，有人怀疑厥阴篇残阙，而后有人缀"辨厥利呕哕病"诸条以补之。《金匮玉函经》自此以下另补标目云："辨厥利呕哕病形证治第十"，可以互证。

诸四逆厥者

诸四逆厥者，不可下之，虚家亦然。（245）【赵本330】

【要旨】本条为厥阴病第二组，意作"诸四逆厥者"之纲耳。

伤寒，先厥后发热而利者，必自止，见厥复利。【赵本331】

伤寒始发热六日，厥反九日而利。凡厥利者，当不能食，今反能食者，恐为除中。食以索饼，不发热者，知胃气尚在，必愈，恐暴热来出而复去也。后日脉之，其热续在者，期之旦日夜半愈。所以然者，本发热六日，厥反九日，复发热三日，并前六日，亦为九日，与厥相应，故期之旦日夜半愈。后三日脉之，而脉数，其热不罢者，此为热气有余，必发痈脓也。【赵本332】

伤寒脉迟六七日，而反与黄芩汤彻其热。脉迟为寒，今与黄芩汤，复除其热，腹中应冷，当不能食，今反能食，此名除中，必死。【赵本333】

伤寒先厥后发热，下利必自止，而反汗出，咽中痛者，其喉为痹。发热无汗，而利必自止，若不止，必便脓血，便脓血者，其喉不痹。【赵本334】

伤寒一二日至四五日厥者，必发热。前热者，后必厥；厥深者，热亦深；厥微者，热亦微。厥应下之，而反发汗者，必口伤烂赤。【赵本335】

伤寒病，厥五日，热亦五日，设六日当复厥，不厥者自愈。厥终不过五日，以热五日，故知自愈。【赵本336】

凡厥者，阴阳气不相顺接，便为厥。厥者，手足逆冷者是也。【赵本337】

【重订】此七条，均讨论厥的机转有彼此之意。余亦认为是后人附录的。学者欲并究之，可参阅原本，此不具述。

伤寒脉微而厥，至七八日肤冷，其人躁，无暂安时者，此为脏厥，非蛔厥也。蛔厥者，其人当吐蛔。令（今）病者静，而复时烦者，此为脏寒。蛔上入其膈，故烦，须臾复止；得食而呕，又烦者，蛔闻食臭出，其人当自吐蛔。蛔厥者，乌梅丸主之。又主久利。【赵本338】

【重订】愚以为本条仍是附文。"伤寒脉微而厥……其人当吐蛔"句，是原附之条，后人见其有蛔厥者云云，乃再附记"令（今）病者静……乌梅丸主之。又主久利"之文。兹此条有关治疗实践，故录之。至若我怀疑的理由，以厥阴篇全篇观之，至"伤寒脉促，手足厥逆，可灸之"才开始论治，今先介入方药证治，是以知其为附记之文也。

伤寒热少微厥，指头寒，嘿嘿不欲食，烦躁，数日小便利，色白者，此热除也，欲得食，其病为愈。若厥而呕，胸胁烦满者，其后必便血。【赵本339】

病者手足厥冷，言我不结胸，小腹满，按之痛者，此冷结在膀胱关元也。【赵本340】

伤寒发热四日，厥反三日，复热四日，厥少热多者，其病当愈。四日至七日，热不除者，必便脓血。【赵本341】

伤寒厥四日，热反三日，复厥五日，其病为进。寒多热少，阳气退，故为进也。【赵本342】

伤寒六七日，脉微，手足厥冷，烦躁，灸厥阴，厥不还者，死。【赵本343】

伤寒发热，下利厥逆，躁不得卧者，死。【赵本344】

伤寒发热，下利至甚，厥不止者，死。【赵本345】

伤寒六七日，不利，便发热而利，其人汗出不止者，死。有阴无阳故也。【赵本346】

伤寒五六日，不结胸，腹濡，脉虚复厥者，不可下，此亡血，下之死。【赵本347】

发热而厥，七日下利者，为难治。【赵本348】

【梁按】此十条，是以辨厥之轻重、进退、死生之证。此说病理之言而已，学者欲全究之，可阅读原本，此不具述。

厥阴病第三组

伤寒，脉促，手足厥逆，可灸之。（246）【赵本349】

伤寒，脉滑而厥者，里有热，白虎汤主之。（247）【赵本350】

【要旨】上两条为厥阴病第三组。两条合看，不啻表里两证焉。

【梁按】第246条，"伤寒"，概外感也。"脉促，手足厥逆，可灸之"，言外感中之有如此脉证之厥逆，不用他法，可用灸法治之。此大致是外围血管神经性病耳。灸而兴奋之可愈。有说应灸"太冲"云。余认为不必拘定，随五输行之可也。

第247条，谓外感中，"脉滑而厥者"，是突出的证候，确诊"里有热"的话，"白虎汤主之"。本例"里有热"三字，是再经审查之判决语。

厥阴病手足厥寒、内有久寒者

手足厥寒，脉细欲绝者，当归四逆汤主之。若其人内有久寒者，宜当归四逆加吴茱萸生姜汤。（248）【赵本351、352】

【要旨】上一条为厥阴病第四组。

【梁按】第247条以"伤寒"为冠，是概示外感也。第248条不冠"伤寒"，示非外感也。不曰"手足厥冷""手足厥逆"，而曰"手足厥寒"者，不啻说因外气以至于手足厥寒。盖"冷"属内言，"寒"属外言也。易言之，外界空气使之手足厥也。不仅冬令有之，余时亦常见之。证如是，结合"脉细欲绝者，当归四逆汤主之"。以脉以药说明了

"手足厥寒"由于外围血少脉敛过甚形成也。使无内部病理相夹，纯此脉证，药当恰当。若其人内有久寒者，前方药力有不周，盖外以内气为主，单用前方恐无效也，将如何？宜当归四逆加吴茱萸生姜汤。

"手足厥寒"是主证。"脉细欲绝"不曰"微"而曰"细"，示与一般亡阳异也。"欲绝"云，正脉道虽细而有伸缩之反射力焉。"内有久寒"大致包括慢性胃肠寒饮一类疾患。

厥阴病第五组

大汗出，热不去，内拘急，四肢疼，又下利，厥逆，而恶寒者，四逆汤主之。（249）【赵本353】

大汗，若大下利，而厥冷者，（通脉）四逆汤主之。（250）【赵本354】

【重订】第250条，"四逆汤"应为"通脉四逆汤"。

【要旨】上两条为厥阴病第五组。

【梁按】第249条，似乎虚寒至极，不知曰"热不去""恶寒者"，示正气之有反射力也，故不至死而四逆汤得以主之而有效也。

第250条，大汗，或大下利，不拘汗、利而导致厥冷者，水失阳亡也，应倍干姜之守之通脉四逆汤主之。此由于水失阳亡而厥逆也。

由此而下，厥阴病篇尚余 27 条，第 355～357 条论厥，第 358～376 条论利，第 377～379 条论呕，第 380、381 条论哕，均为后人所缀，不予讨论。

辨霍乱病脉证并治

【梁按】霍乱乃中之失守，功能为之变乱，表现为上涌下泄。其与三阳三阴病相对而看，一为"纵"观，一为"横"看，此霍乱病之所以另为篇次，合全论为九类之型，拟机纳证，霍乱则证见于上下，三阳三阴病则证别表里。然表里未尝不可转化于上下，此三阳三阴病之所以有呕吐下利之证，但不以霍乱称之，盖彼以三阳三阴立象纳证为立场之故；而霍乱证见于上下，又未尝不可以转化于表里，此霍乱之所以有发热头痛，可呈里寒表热证，而不以三阳三阴病称之者，盖以霍乱拟机纳证为立场之故也。

又"霍乱"之机转象征和证候，核之三阳三阴病中，未尝无之，而此特为之编次者，是说诸病候中，有此类型，著以为式，隐喻示人类疾病机转之病候，则以此篇逻辑精神，作为处理调治原则。倘使不明编次意义，于本篇诠叙评价，则易陷落此篇是"杂病"之文，说为《金匮》所逸；

再不然，则谓撰次之意不可知；或认作非叔和所属则为后人所附云云。

问曰：病有霍乱者何？答曰：呕吐^[1]而利，此名霍乱。（251）【赵本382】

[1] 呕吐：吐有物，呕有声，连词并用，示其剧也。

【要旨】 开章明义，取立象纳证法，虽似异于太阳之为病等文例，其义不殊，三阳三阴，原非指经指藏指质，本乃象词，今日霍乱，益可反映矣。呕吐而利，即为霍乱定式也。

【梁按】 准上病有三阳三阴，因问曰："病有霍乱者何？"故立象纳证，答曰："呕吐而利，此名霍乱"。首个"霍乱"作动词，次个"霍乱"作名词。

问曰：病发热，头痛，身疼，恶寒，吐利者，此属何病？答曰：此名霍乱。霍乱自吐下，又利止，复更发热也。（252）【赵本383】

【梁按】 上条"呕吐而利，此名霍乱"，比较单纯；本条则比较复杂，除"吐利"外，尚见"发热，头痛，身疼，恶寒"，但不以发热等证而淹没，由于霍乱以自吐利为主证，此之病势不稳定，又会利止复更发热也。上文书"吐利"，状其症也；下文书"吐下"，状其势也。

合前条，示病有纯杂，拿定名词定义，不以其杂而眩惑，盖霍乱主证为自吐下也。然此表证而兼吐利，不名之合病，而名霍乱者，盖立场不同耳。其病机殆与表里合病同欤！

伤寒，其脉微涩者，本是霍乱，今是伤寒，却四五日，至阴经上，转入阴必利，本呕下利者，不可治也；欲似大便，而反矢气，仍不利者，此属阳明也；便必硬，十三日愈。所以然者，经尽故也。下利后，当便硬，硬则能食者愈。今反不能食，到后经中，颇能食，复过一经能食，过之一日当愈；不愈者，不属阳明也。恶寒，脉微，（呕）而复利，利止，亡血也，四逆加人参汤主之。（253）【赵本384、385】

【重订】本条五个"也"字，勒作五小段，但意义相承。如果依照赵本，把"恶寒，脉微，（呕）而复利，利止，亡血也，四逆加人参汤主之"一段孤立起来，不仅没有头绪，而且前四段，也变成枯燥，无甚意义。能连贯读之，才显其实践意义充沛也。

【要旨】承上表证见吐利，又利止复更发热，因而阐论本是霍乱今是伤寒等，以示辨别。一般伤寒之脉当紧、数、滑、大等象，今其脉微涩者，实本是霍乱，今是伤寒，而趋势可有种种：如却到四五日，要是病至阴经上，病势转入阴性，必利。

本系霍乱的呕下利者，病成两重下利，此时不可徒治原来方面，应以阴性之利为重点也，此其一。不然却四五日当中，"欲似大便，而反矢气，仍不利者"，明非转入阴之谓，为何？属阳明也，此其二。然属阳明者，大便必硬，规律十三日愈。何以十三日愈？所以然者，以经络为核心，经尽故也，此其三。应注意的是，"便硬"有类是而非的。即如下利后，当便硬，盖吸收功能恢复，所以硬则能食者愈，是一般自然疗能机转；今反不能食，到后经中，即经过时间六天，颇能食，复过一经能食，过之一日，即共十三，符合十三日经尽规律，果真属阳明，当愈，唯虽经过十三日不愈者，不属阳明也，此其四。还有时，须警惕类似下利停止，而不概作便硬看，即如恶寒，脉微，呕而复利，利止，不能视作下利后便硬，为何？盖利无以利而止，非利之病理消失，其实亡血也，此其五，将如之何？四逆加人参汤主之。

【梁按】"伤寒，其脉微涩者"句，是整条的总括。"本是霍乱，今是伤寒"句，是解释"伤寒，其脉微涩"之前因；又是下文各段的前提。"却四五日"句，是下文各段的眼目。盖各段症状，却在四五日才出现或酿成，而四五日前即是霍乱吐利之时也。

"至阴经上，转入阴必利，本呕下利者，不可治也"

句，意谓四五日病至阴经，病性转阴，必然出现下利之症，而本是霍乱，已呕下利，不待四五日而有，因此不可徒治一方面之利，应统筹兼顾，抓其重心也。"至阴经上，转入阴必利"，是以经脉学观点作核心而解病理机转。"阴经"指诸阴经而言。"转入阴"的"阴"字，指病的机转属性而言。"本呕下利者"的"本"字，即"本是霍乱"的缩写，亦即"本来"，即系"如是"之义。"不可治也"句不等于不治，有"不可误治"之意。

"欲似大便，而反矢气，仍不利者，此属阳明也"句，反承上段之"必利"，意谓内里感觉欲大便，却没有粪便下，"而反矢气"。"反"字有"怪之"之意，矢气是放屁。"仍不利"，欲大便时只有放屁，没有粪便排下，仍字含有不止一次是这样之义。"此属阳明也"句是评断之词，即排除了"转入阴必利"矣。"属"是尾属，即续发之义，续发阳明性的证候也。下文即解释属阳明的机转。

"便必硬，十三日愈。所以然者，经尽故也"句，解释上文属阳明的机制，意谓果属阳明大便必硬，所以"欲似大便，而反矢气，仍不利"也。"便必硬，十三日愈"句，是说属阳明的一种自然规律。"所以然者，经尽故也"，就是解释十三日愈的道理。"经尽"者，对上文"至阴经上"而言，此乃阳明经已完成其抗病任务，机转复员也。

"下利后，当便硬，硬则能食者愈。今反不能食，到后经中，颇能食，复过一经能食，过之一日当愈；不愈者，不属阳明也"句，承上属阳明"便必硬"而言，意谓不仅属阳明才会便硬，一般下利后也"当便硬"，由下利而转硬，当是消化功能恢复，吸收良好，故"硬则能食者愈"。"今反不能食"，是否属阳明，不能无疑，且待经过十三日的观察，规矩六日为经脉一周期，"到后经中"，谓经过六天，"颇能食，复过一经（又六天）能食，再过之一日当愈"，盖已足够十三天矣，属阳明者当愈；病当愈而不愈者，显明不属阳明也。义谓下利后即使能食，非属阳明病机，言外之意谓正气未复，属虚性病理也。

"恶寒，脉微，呕而复利，利止，亡血也，四逆加人参汤主之"句，承下利后言，谓今是伤寒却四五日当中，"恶寒，脉微，呕而复利，利止，亡血也"，是说此之利止，非下利后，乃水液将尽，血中水分告竭，利无可利而止，非下利病理消失，其实下利之病机仍在也。四逆加人参汤就是针对这种病机拟以主之。

本条示病机转易，因而续发参差。比如本胃肠炎，今转见恶性感冒，特别肠型的感染。此时特须注意观察其大便情况，以占其趋势：一为新的下利与本患的呕利区别；二为欲似大便而矢气之"虚恭"，其实是便硬；三为利后之便硬；四为亡血利止。彼此之间，仿佛相似，其实不同，而此四证，重点在亡血利止。依一般常识，当极力补液，以偿所失。不知利止，由于利无可供。其利之病理仍未消失，使有水仍供其利也。四逆加人参汤主之，既温阳止利，又照顾亡血不济。

霍乱，头痛，发热身疼痛。热多欲饮水者，五苓散主之；寒多不用水者，理中丸主之。吐利止，而身痛不休者，当消息和解其外，宜桂枝汤小和之。（254）【赵本386、387】

【重订】赵本386、387为一条。

【要旨】承上本是霍乱，今是伤寒之种种便利情状，而阐论霍乱外证。"霍乱，头痛，发热身疼痛，热多欲饮水者"，不似兼见太阳之消渴吗？将如何？"五苓散主之"；"寒多不用水者"，不似兼见太阳之不消渴吗？又将如何？"理中丸主之"；"吐利止，而身痛不休者"，不似太阳之余证吗？又将如何？"当消息和解其外，宜桂枝汤小和之"。

【梁按】本条可分三段看，"霍乱，头痛，发热身疼痛"为总括。"热多欲饮水者，五苓散主之"为首段；"寒多不用水者，理中丸主之"为中段；"吐利止，而身痛不休者，当消息和解其外，宜桂枝汤小和之"为末段。首段、中段不言吐利而书霍乱，以象义为中心，包摄本篇第一条、第二条所涵也。末段不言"霍乱止"而言"吐利止"，回应第二条所涵也，亦在首段之下而言之也。"热多欲饮水者"，是在总括症状之下，决断五苓散处方之条件。"寒多不用水者"，亦在总括症状之下，决断理中丸处方之条件。换言之，"五苓散主之"与"理中丸主之"之鉴别，在"热多欲饮水"与"寒多不用水"也。"吐利止，而身痛不休者"，在总括二证之下，为决断"当消息和解其外，宜桂枝汤小和之"之条件也。"桂枝汤小和之"，即前二方证之善后，亦即补前二方之未逮矣。关于热多与寒多，连缀上句"头痛，发热身疼痛"来推勘，似乎以身躯的症状定其热多或寒多；若结合欲饮水和不欲饮水来推断，则又不仅指外证言，包括症状上内外情况而作决断条件。欲饮水，作渴论，按前文第67条"脉浮，小便不利，微热消渴"，第68条"发汗已，脉浮数，烦渴者"，第69条"渴欲饮水，水入则吐者，名曰水逆"，及第106条，均为五苓散所主。而五苓散服法："白饮和方寸匕服之，日三服，多饮暖水，汗出愈"。合而考之，热多者，统内外情况言也。至若寒多，结合"不用水"推之，亦包内外情况言。理中丸服法曰："以沸汤数合，和一丸，研碎，温服之。日三服，夜二服，腹中未热，益至三四丸"云。由是观之，其曰寒多热多，亦指腹中感觉而言之矣。欲饮水，固作渴论；而不用水，则含有护理者欲与之水或强与之水，都拒不用也。欲饮水者，固由于吐利而失水以企补偿，同时亦由于水分障碍不运不化也；不用水者，固由于内在功能低落，内燃不足，水液反集于胃肠，不能回吸故也。两方均非煎剂，为散为丸，连药渣服食，以其吐利方便服食外，一方面不用煎煮，避免破坏药效成分外，主因可能在刺激胃肠而起治疗作用也。此中剂型亦为治疗之关键，使易为煎剂，过分加热，只饮其汤，而弃其药质，恐收效微薄。

然而两方证施用后已收到吐利止的效果，往往遗留身痛持续不休者，此时当斟酌和解其外，宜桂枝汤小量和之，为善后一稳健食法也。再者本条证，未提及腹痛等证，仿佛今时所谓"霍乱弧菌性的吐利"。以其兼有表热之故，纵是亦属轻度证而已。但一般推勘以"假性霍乱"和"急性胃肠炎"为接近耳。《金匮要略·胸痹心痛短气病脉证治》之人参汤药物配伍与理中丸同，特名理中者，以病由"中乱"之义焉。

吐利汗出，发热恶寒，四肢拘急，手足厥冷者，四逆汤主之。（255）【赵本388】

【要旨】前条反射于外围之力尚强，故头痛发热身疼痛；本条控制于外围之力已有力不从心之势。前条病有两端，药分寒热孰多，每证都有内外两层机转，因而治分两步，归真和解其外只一法。本条证似内外两层，实只一元，治不二法。四逆汤主之，一了皆了。

【梁按】承上轻型霍乱，而阐论证之比较甚者。合后两条，即恍似前条三方证也。"吐利汗出，发热恶寒"：上下纵横，均失守约，有尽情倾发之势。"四肢拘急，手足厥冷"：四肢与手足并举，肢者乃从股至趾，或从肱至指之词。手足者，趾至踝，指至腕也。拘急者，肌肉痉挛也。厥冷者，血热不充也。

既吐且利，小便复利；而大汗出，下利清谷；内寒外热，脉微欲绝者，（通脉）四逆汤主之。（256）【赵本389】

【重订】"四逆汤"应为"通脉四逆汤"。

【要旨】本条宜作三句，一贯读之。"既吐且利，小便复利"为基本主证。"而大汗出，下利清谷"为关键问题。"内寒外热，脉微欲绝者"为决断条件。通脉四逆汤主之，用方药以明病理机转也。

【梁按】"既吐且利，小便复利"，是说上下前后都开泄失守。"且利""复利"，语气间，似怪其有如许气力以供攻逐，不难为正气逐邪之运动，而非原质之不保。下句"而"字一转，直贯到底，顿见分晓，抑"而"字所示，为关键性问题也。以"既吐且利，小便复利；而大汗出"，设为热盛，不大便秘结，也当胶黏或青色，可是下利清谷。下句即求其所以，曰"内寒外热"，原质已告缺乏，遂脉微欲绝也。如此重笃，尚不作难治，不治，或死之预后，生机就存于"内寒外热，脉微欲绝"中，内寒而有外热，尚非绝阳之境。而下利清谷，当然是内寒，如此内寒，由于中枢反射于胃肠兴奋，使之蠕动不歇，故使食物不能停留，未待消化而排出耳。

"既吐且利，小便复利；而大汗出"，正由于外热，而如此外热，由于中枢反射反强，舒张大甚，血热尽奔于外，水汗为之泄耳。毕竟血中水分被夺，然而脉管原力尚存，自行收缩，以求适应，此脉微之见，与证相符，其能收缩适应，便算元气未尽消亡，为有生之机；而"欲绝"之谓者，盖心脑尚能挣扎，欲歇而复张，脉搏之开阖作用尤存，反之扩大作实像，则弹力丧失，中枢反射断绝矣。今不评判之死，赖有此耳。四逆汤，能操纵阴阳，使其兴奋与抑制，矛盾统一，从而固守居中之位。今增加干姜之量，则侧重内部温煦固守，胃肠固得温力而镇静，则虚动之吐利及小便之利，为之刹住，而心脑更因温煦而血运气道而复畅，于是内外交泰，脉复必矣。四逆倍干姜，名曰"通脉"，隐示机转于学者而无遗矣。

吐已下断，汗出而厥，四肢拘急不解，脉微欲绝者，通脉四逆加猪胆汤主之。（257）【赵本390】

吐利发汗，脉平小烦者，以新虚，不胜谷气故也。（258）【赵本391】

【梁按】第257条，"吐已下断"，即吐利已断，但非病差也，乃体液已竭，无可复吐，无可复利故也，水失阳亡，故汗出而厥。其汗出而厥，四肢拘急不解，脉微欲绝者，殆中枢虚性反射，犹属兴奋故也，通脉四逆汤之所以治其虚性兴奋，亦即截断其恶性循环。加猪胆汁，可补助生精质，且有杀菌解毒、通利胃肠以复其所损失之物质。如果是人尿则效果更好，用以维持整体内分泌之消亡。猪胆汁、人尿，于此时此际，特为重要，未可以反佐视之，而益阴之说虽似笼统，其义亦近道焉。

第258条，可看作霍乱之类证，可与赵本第398条参照对看。

　　伤寒，阴阳易之为病，其人身体重[1]，少气[2]，少腹里急[3]，或引阴中拘挛，热上冲胸[4]，头重不欲举[5]，眼中生花[6]，膝胫拘急[7]者，烧裈散主之。大病差后，劳复者，枳实栀子豉汤主之。(259)【赵本392、393】

　　[1] 身体重：浑身沉重，近似脱力感。

　　[2] 少气：气息不足，接近呼吸浅表情状。

　　[3] 少腹里急：自感少腹拘急，他觉腹诊亦可知之。大致从脐两边，天枢以下，两旁腹直肌痉挛，其痉挛幅度可能下至耻骨上缘也。

　　[4] 热上冲胸：有一道热感移行上冲胸际。引阴中拘挛及热上冲胸，均以少腹为中心起发点，一为下行，一为

上冲也。

[5] 头重不欲举：亦为自觉症，亦现于形态，旁观可以见之，头非不能举，只不欲举，由于头重之故也。

[6] 眼中生花：即视野有飞蚊状。

[7] 膝胫拘急：为引阴中拘挛之发展。

【要旨】"阴阳易"与大病"差后，劳复"症状有相类似者，要从因素别之以论治。

上述霍乱类证，有"以新虚不胜谷气"发为病态的。下述之得病形式与之相仿，而证候大殊。如"伤寒，阴阳易之为病，其人身体重，少气，少腹里急，或引阴中拘挛，热上冲胸，头重不欲举，眼中生花，膝胫拘急者"，无可纳于三阳三阴，亦无纳于霍乱，即无可施以诸方。将如之何？另有特效方药——"烧裈散主之"。然此诸候，有时又不限于"阴阳易"。使为大病"差后，劳复"者，病源不同，方药因之不同，"枳实栀子豉汤主之"。

【梁按】"伤寒，阴阳易之为病"，此处特冠"伤寒"二字，直贯全篇诸条，特别显示"阴阳易"病，亦为伤寒所括，所谓"伤寒杂病"，应为一词，于此益明。"或引阴中拘挛"，"或"者不定之词，"或"字直贯下文各证。本句承上句"少腹里急"之甚者，下达生殖器而见拘挛，即俗所谓"缩阳""缩阴"也。"大病差后，劳复者"，一"者"字与上文"者"字有骈比之义，此乃对"阴阳易"而言，症状则相类同，但无"阴阳易"之因素，而有"大病差后"之病史和因劳动而复起病之根据。曰"大病"，统谓伤寒底下重大病形之义，概括诸大方之证，如大青龙、大柴胡、大承气、大陷胸诸证，下文同。

烧裈散，以药明证，所谓物从其类，同气相求，导病毒还从来路而去。观方后云："日三服，小便即利，阴头微肿，此为愈矣"。

枳实栀子豉汤，亦以药明证，按方中诸药物，为枳实、栀子、香豉、清浆水，或加大黄，由此可意识到，毒素潜伏消化道中，得机而复起散播也。彼烧裈散，可意识到毒侵生殖器系而走窜也。一从微汗及大便而分消，一从前阴而下泄，均以解毒、逐毒为要务也。

伤寒差以后，更发热，小柴胡汤主之。脉浮者，以汗解之；脉沉实者，以下解之。(260)【赵本394】

【梁按】"伤寒差以后，更发热"，伤寒概括诸感染，不曰"差后"而特书"差以后"者，比"差后"而时间较久，病证已完全消失之意。不曰"复发热"而特书"更发热"，"更"尤变更其前发热机制，一"更"字申明与前患无关。"更"发热即属更感染，非前病之继续也。一般性多属柴胡所主，故先提"小柴胡汤主之"。而不提脉者，从下文"脉浮""脉沉实"反映出，除浮与沉外，或脉不显其为证也。

"脉浮者，以汗解之""脉沉实者，以下解之"，反映小柴胡汤所主非脉浮或沉实矣。更发热脉浮者属太阳型，故以汗法解之；更发热脉沉实者属阳明型，故以下法解之。则不泥于小柴胡矣。不提方药而曰汗下，示随证而选方。盖汗法有桂麻葛之不同，而下法则有三承气之异也。

本条暗寓仍按立象纳证法则，以其"更发热"，热有多端，所以亦暗示只从三阳范之。柴胡证不提脉，汗下不提证，互文见义法也。又此条不提劳复，示更发热，不可呆认作饮食和劳动关系，应有从新感染之考虑可也。

大病差后，从腰以下，有水气者，牡蛎泽泻散主之。(261)【赵本395】

【梁按】"大病差后"，书大病，示伤寒杂病中能承用诸大方之证。概如大青龙、大承气、大柴胡、大陷胸之候，乃强人伤寒之概称。气盛血亦盛，抗病力强，形出其大病也（本陈英畦氏说）。此处曰"差后"，对上条"差以后"言，乃病后不久，继发之病与前病不无关系之意。

"从腰以下，有水气者"，腰以上无恙，水气局限于腰以下。腰以下统下肢言。水而曰水气，"痎"也，言其水肿也。"气"则为有活动性、伸缩进退性之义。总言之，其肿有消长，时轻时甚也。

"牡蛎泽泻散主之"，对上条言，彼为共通性方法，此为特效方药耳。药可明证，复从药效而知病机。即如本条方为散剂，方后曰"日三服，小便利，止后服"。故知本小便不利即利亦尿量不多，此病机所关也，药服至"小便利"，畅快而量多矣。"止后服"是不必尽剂之义，示病机已罢，病邪已去，勿过伤大病后之元气也。

大病差后，喜唾，久不了了，胸上有寒，当以丸药温之，宜理中丸。(262)【赵本396】

【梁按】"大病差后"，与前条非二词，示其前因同，而继发则异；"喜唾"，尤言口涎多，频频唾之；"久不了了"，已形成慢性，持续不断之义；"胸上有寒"，对上条"腰以下，有水气"言，此则在胸上有"寒"，此"寒"字，亦病理，亦症状，言"胸上有寒"感。《金匮要略·肺痿肺痈咳嗽上气病脉证》言："肺中冷必眩，多涎唾，甘草干姜汤以温之"，《金匮要略·脏腑经络先后病脉证》言："色黄者，胸上有寒"，又云："上焦有寒，其口多涎"。"当以丸药温之"，对上条散剂为利水药言，当然根据本证以拟定治疗方向和药性药型也。

伤寒解后，虚羸少气，气逆欲吐，竹叶石膏汤主之。(263)【赵本397】

【要旨】此条"虚羸少气"诸证，盖麦门冬汤所主，即与《金匮要略·肺痿肺痈咳嗽上气病脉证》"大逆上气，咽喉不利，止逆下气"相类；彼所谓"劳复发热者"，却是竹叶石膏汤证。第261、262条同因（大病差后）异果（腰以下有水气与喜唾），一散一丸，各方各法。今则阐论证候同中有异，一方变两方之治例也。

【梁按】据前贤之辨识，及征之实践经验，不辞陬越，缀复此条文如下："伤寒解后，虚羸少气，气逆欲吐，麦门冬汤主之；病后劳复发热者，竹叶石膏汤主之"。

"伤寒解后"，此处曰"伤寒"，对上"大病"言，亦为广泛感染之词，不限于大病之义。解后与差后略同，但差后侧重整体病机言，解后侧重病候言。不曰"差后"而曰"解后"，并含病解而有贻后之义。

"虚羸少气"一从形态体质言，一从呼吸气息言，尤言虚疲细削，弱不自胜而呼吸浅表，似喘非喘之谓。

"气逆欲吐"，在虚羸少气形态之下，突出"气逆欲吐"。"气逆"非指呼吸，乃病者自觉气势不顺，而有上迫之感，以是形成"欲吐"。"欲吐"非吐，乃内在气运促之也。以病舍非在食管和胃中，而在呼吸道系之心肺间。所以"气逆欲吐"，无吐之真际。

"麦门冬汤主之"，本方药滑润强壮，目的在于心肺，复脉汤以本方为基础，孙真人生脉散从本方脱化，有以也。

"病后劳复发热者，竹叶石膏汤主之"，不曰"大病后"，亦不曰"伤寒后"，而曰"病后"，与第 260 条"伤寒差以后，更发热"有别。因"劳复发热"，于前段证而增加一证也。病证如是，依前麦门冬汤进一步用药，"竹叶石膏汤主之"。以其发热故，则让竹叶、石膏为领导，所以不名麦门冬汤加味，而转称为竹叶石膏汤也。

病人脉已解，而日暮微烦，以病新差，人强与谷，脾胃气尚弱，不能消谷，故令微烦，损谷则愈。(264)【赵本 398】

【梁按】承上"病后劳复发热"，此例"病人脉已解"，可谓病势已去，虽"日暮微烦"，未能作"劳复发热"同看，"以病新差，人强与谷，脾胃气尚弱，不能消谷，故令微烦"，毋须前法，善为护理，"损谷则愈"。

本条不仅为本篇之结束，实为全论结束。特书"病人脉已解"，概乎伤寒杂病也。盖脉为病机总和之表现。"日暮微烦"，是有时间性，非整日如是，"微烦"乃幽微的程度烦热耳，可与日晡潮热鉴别矣。注家牵扯"日暮"为阳明主时，以"损谷"当成是"小下"，不知此论差后，非论六经转属阳明也。所以"微烦"，仅仅因为"病新差，人强与谷"而已，又非宿食，但令调节饮食，胃肠得以休息，其气便畅流矣，故曰"损谷则愈"。

小 结

　　本篇标题为"辨阴阳易差后劳复病脉证并治"，昧者认为只论两者而已，不知首条烧裈散证及枳实栀子豉汤证，乃斯二者之正面，混举别治耳。余则均类证连扣，不必尽为前二者之本证。回顾前七篇内容，亦不尽为标题之正面疾病，无不以类证连扣，只以标题之病为核心，为串子耳。使人比对较量，同中辨异也。学者先了然此义例，庶窥堂奥焉。

跋

父亲研究《伤寒论》的著作，延迟了五十多年，终于得以出版。十分感谢北京科学技术出版社给予的大力支持。父亲是用民国时期通行的文字、词语，甚至语序写作的，有的文字现在已十分生僻，给编辑带来了不少的麻烦，幸得编辑一丝不苟，字斟句酌，付出艰辛的劳动，才完成出版工作。

父亲的三个儿子和一个女儿，继承父业，从事中医和针灸工作，重读此书，仿佛又听到父亲讲解《伤寒论》的声音。

父亲尚有《经方徵验录》等遗著，望将来也能付梓，为中医学术添砖增瓦。

梁焕英
二〇一七年十月